中医药畅销书选粹·特技绝活

古今手穴手纹诊治秘诀

主编　鲍景隆

编委　王秀玲　何旺华　臧效年　李云光　唐栓木　徐维明

中国中医药出版社·北京

图书在版编目（CIP）数据

古今手穴手纹诊治秘诀/鲍景隆主编．—2版．—北京：中国中医药出版社，2012.10
（中医药畅销书选粹．特技绝活）
ISBN 978-7-5132-0800-0

Ⅰ.①古… Ⅱ.①鲍… Ⅲ.①手-穴位按压疗法
Ⅳ.①R245.9

中国版本图书馆CIP数据核字（2012）第034084号

中国中医药出版社出版
北京市朝阳区北三环东路28号易亨大厦16层
邮政编码 100013
传真 010 64405750
北京市泽明印刷厂印刷
各地新华书店经销
*
开本 880×1230 1/32 印张 6.5 字数 171千字
2012年10月第2版 2012年10月第1次印刷
书 号 ISBN 978-7-5132-0800-0
*
定价 15.00元
网址 www.cptcm.com

社长热线 010 64405720
购书热线 010 64065415 010 64065413
书店网址 csln.net/qksd/
新浪微博 http：//e.weibo.com/cptcm

出版者的话

中国中医药出版社作为直属于国家中医药管理局的唯一国家级中医药专业出版社，自创办以来，始终定位于“弘扬中医药文化的窗口，交流中医药学术的阵地，传播中医药文化的载体，培养中医药人才的摇篮”，不断锐意进取，实现了由小到大、由弱到强、由稚嫩到成熟的跨越式发展，短短的20多年间累计出版图书3600余种，出书范围涉及全国各级各类中医药教材和教学参考书；中医药理论、临床著作，科普读物；中医药古籍点校、注释、语译；中医药译著和少数民族文本；中医药政策法规汇编、年鉴等。基本实现了“只要是中医药书我社最多，只要是中医药教材我社最全，只要是中医药书我社最有权威性”的目标，在中医药界和社会上产生了广泛的影响。2009年我社被国家新闻出版总署评为“全国百佳图书出版单位”。

为了进一步扩大我社中医药图书的传播效应，充分利用优秀中医药图书的价值，满足更多读者，尤其是一线中医药工作者的需求，我们在努力策划、出版更多更好新书的同时，从早期出版的专业学术图书中精心挑选了一批读者喜欢、篇幅适中、至今仍有很高实用价值和指导意义的品种，以“中医药畅销书选粹”系列图书的形式重新统一修订、刊印。整套图书约100种，根据内容大致分为七个专辑：“入门进阶”主要是中医入门、启蒙进阶类基础读物；“医经索微”是对中医经典的体悟、阐释；“名医传薪”记录、传承名医大家宝贵的临证经验；“针推精华”精选针灸、推拿临床经验；“特技绝活”展现传统中医丰富多样的特色疗法；“方药存真”则是中药、方剂的精编和临床应用；“临证精华”汇集临床各科精妙之法。可以说基本涵盖了中医各主要学科领域，对于广大读者学习中医、认识中医和应用中医大有裨益。

今年是“十二五计划”的开局之年，我们将牢牢抓住机遇，迎接挑战，不断创新，不辱中医药出版人的使命，出版更多、更好的中医药图书，为弘扬、传播中医药文化知识作出更大的贡献。

中国中医药出版社

2011年12月

内容提要

本书系统地介绍了手穴手纹诊治疾病的基础知识和常见病症的防治方法，是一本重点论述手穴治病的专著。

本书汇编手穴中的经穴、经外奇穴、新针穴位及感应点 123 个，荟萃诸多医家的临证经验，搜集成册。反映了当今手穴诊治疾病的多种方法及运用这些方法治疗内、外、妇、儿、五官、神经等多系统疾病的全貌。力求图文并举，简明扼要，使用方便。

此书可供各级医师临证中参考，也可以为广大患者自我治疗、自我保健提供指导。

前 言

手穴手纹诊治疾病，有其应用方便、效果灵验、经济安全等特点。它依传统的中医学理论作指导，不仅可以诊病、治病，而且在预防、保健上也越来越受到人们的重视。

手，作为人体的劳作器官，受大脑皮层、神经系统的支配，有双重的血液供应，神经、血管丰富。手为四末，是经络衔接，气血流注的部位。五俞穴大都分布于此，与五脏六腑相关联。因此，通过针灸、按摩、推拿、点压、穴位注射、割治埋线、光电治疗等手穴治疗方法，可达到调理气血、平衡阴阳、驱病祛邪、强身保健之目的。

手穴可以治疗全身性疾病，在临床上已被充分证实并积累了丰富的经验。手穴治疗腰痛、牙痛、头痛、肢体疼痛等痛证效果灵验，有的一次即愈。小儿推拿手穴治疗呼吸、消化、神经等系统疾病疗效甚佳。有的坚持手穴按摩、点压，使多年顽疾根除……

本书在编写过程中，得到诸多师友、同学的指导、帮助，在此一并致谢。

由于我们水平所限，书中可能存在不少缺点和错误，恳切地希望广大读者批评指正。

编　者

目　录

第一章　手穴诊治疾病的理论基础

“手”作为人体的重要组成部分，无论怎样强调它的作用都不会过分。人类正是靠手改造了自身，发展了自身。用手创造了今天这样辉煌的世界。

手不仅通过皮、脉、肉、筋、骨与肢体连接，更重要的是通过经络和五脏六腑相关联。经络是气血运行的通路。经络内联脏腑，外通四肢百骸，周流全身无处不到。因此，身体的局部可以反映整体，手的气、色、形态可以反映五脏六腑的生理病理变化。与此对应，治手可以通过腧穴经络反馈到五脏六腑及身体的各个部位，起到调整气血，平衡阴阳，驱病祛邪，强身保健等作用。

中医历代医家都非常重视手诊，更强调手穴的治疗。因为有传统的坚实理论基础作指导。二千多年以前，我国的医学经典著作《黄帝内经》非常注重天人合一，内外相因。指出“有诸内，必形于诸外”，“视其外应，以知其内脏，则知病所矣。”这种内外相应的论点一直有效地指导着中医的临床实践。

手穴诊治疾病有其特点。其一，操作简便、易学易用。所谓操作简便，就是说不用特殊复杂的医疗器械，只需医生的手、眼和简单的医疗工具即可。所谓易学易用，指手部的经脉、腧穴分布有一定的规律。手指末端的穴位大都可治疗急症，热病，有救急醒神的作用。在诊治过程中，患者不受体位的限制，不受场所的约束，可以在田间地头，车间厂房，车船飞机等处随地随时诊治。其二，便于治疗，节省时间，经济安全。手穴治病，患者采取自主体位，不需宽衣解带，还可解除一些女性患者害羞忌医的心理。医者应用方便，节省时间。因操作省事，设备简便，所以也很经济，花小钱可治病，不花钱也能治病。且手穴应用安全，一般治疗不会出现医疗事故，无副作用和不良反应。其三，治病广泛，见效迅速，便于推广。手穴可治疗内、外、妇、儿、神经、五官、皮肤等多种疾病。有些穴位疗效非常显著，比如牙痛，可取手穴牙痛点，合谷。左边牙痛取右手穴位，右边牙痛取左边穴位。边针刺边令患者做吸气（俗语抽牙花）动作，效果更佳。小儿百日咳，吃药打针均无效，用三棱针点刺“四缝”穴，挤出少许澄明色液体或血液，一二次痉咳痊愈。支气管哮喘发作令患者非常痛苦，一些支气管解痉药可控制发作，但有一定的副作用，且疗效短暂，有的采取针刺鱼际穴，或割治埋线疗法，长期随访，发作次数明显减少，且显效率在90%以上。另外，对于一些急性扭伤，按压腰腿点、后溪、威灵、精灵穴，可有明显的止痛作用。诸如此类，不一一枚举（详见第四章：手穴的常用治疗方法）。因见效快，经济安全，很适合患者的心理期望，因而受到广大患者的欢迎，便于推广，便于普及应用。

第一节　手的解剖

手是由手骨、手肌、手的深浅筋膜、韧带以及手的血管、淋巴、神经和皮肤等组成。即皮、脉、肉、筋、骨。手的营养靠动、静脉的血液循环。手有意识的活动是受大脑皮层和神经系统的支配。手的各个部分有机的结合，共同完成手的协调动作，发挥其应有的功能。

1. 手骨：手骨体形小，数量多，连接复杂，由腕骨、掌骨、指骨所组成，计有大小不同的骨27块。腕骨于手腕部排列成近侧和远侧两列，每列4块，计8块。根据不同形状，分别称之为舟、月、三角、豌豆、大多角、小多角、头状骨及钩骨。8块腕骨互相连接成为一体，前侧隆突，而掌侧面凹陷；掌骨为小型长骨，共5块，掌骨上端为底，下端为小头，中间部是体，第一掌骨最粗短，它的底有鞍状关节面，与大多角骨的对应关节面构成拇指腕掌关节。其他四个掌骨的底与腕骨相关联，组成掌腕关节，掌骨之间也彼此相互连接，组成掌骨间关节；指骨也是小形长骨，除拇指 2 节外，其他 4 指都是 3 节，共 14 块。第一节指骨的底以卵圆形凹的关节面与掌骨组成掌指关节。第二节指骨底有两侧凹，中间凸的关节面接第一节指骨下端的滑车，形成近侧指间关节。第三指骨下端无关节面，掌侧有粗糙隆起之甲粗隆。见图 1–1。

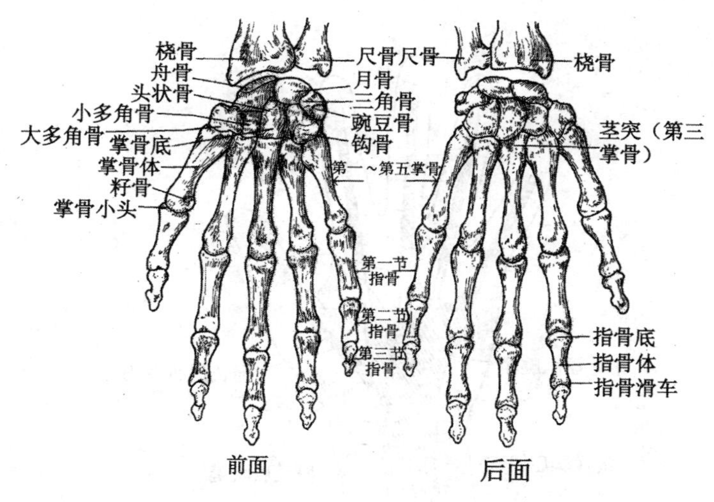

图 1–1　手　骨

2. 手关节：手的关节包括桡腕关节、腕横关节、腕掌关节、掌指关节及指关节。这些关节有的能作屈、伸、收、展以及环转运动。中医认为，关节多为气血流注处，经脉气血运行的一些停顿点——腧穴多在此处。

3. 手肌：手的固有肌肉全部位于手的掌面，分外、内，中间肌群。外侧群形成手掌拇指侧的隆起，称之为鱼际；内侧群形成小指侧的隆起，称为小鱼际；中间群位于手掌的中间部，包括蚓状肌和骨间肌。

4. 手的筋膜和腱鞘：手的筋膜分深、浅筋膜，手的掌浅筋膜的结构特点是有许多纤维形成的小隔，连接皮肤和深筋膜。手掌深筋膜的表层分三部分，两侧较薄弱，分别覆盖鱼际和小鱼际肌，中间部分坚韧，称为掌腱膜，与掌长肌腱相连。手掌深筋膜在深部盖掌骨和骨间肌。手背浅筋膜盖手背各肌腱浅面，深层盖骨间背侧肌和掌骨背面。手的腱鞘主要分为手指屈肌的腱滑液鞘和手背伸肌的腱滑液鞘。它们起着约束肌腱、便于肌腱在鞘内滑动减少摩擦。（图 1－2，图 1－3）

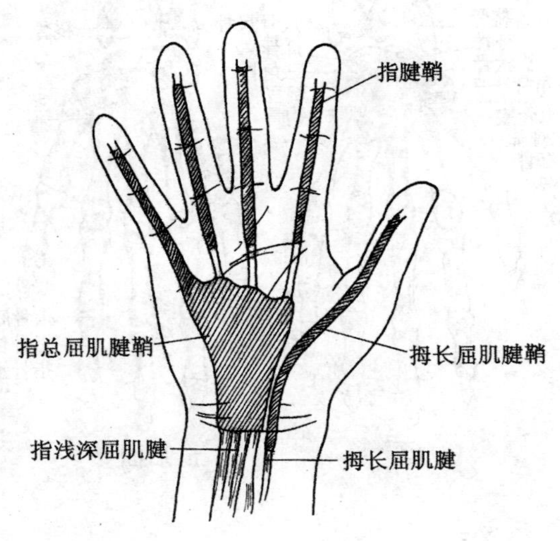

图 1－2　手指屈肌的腱滑液鞘

5. 手的血液循环：手的动脉分布非常丰富，且它们构成互相交通的两个动脉弓——掌浅弓和掌深弓，掌浅弓是由尺动脉的末端和桡动脉的掌浅支吻合而成，位置较浅；掌深弓是由桡动脉的末端和尺动脉的掌深支组成，位置较深。此二弓有保证血液均分布至手指的作用，以适应作为劳动器官——手的机能需要。例如，手在劳动时，在手掌或手指掌侧遭到压迫的情况下，由于掌深弓和掌浅弓借掌心动脉相互交通，并借穿支连接掌背动脉，仍可保证手指的血液循环不受影响。手的静脉与同名动脉伴行，每条动脉均有两条并行静脉，两条并行静脉之

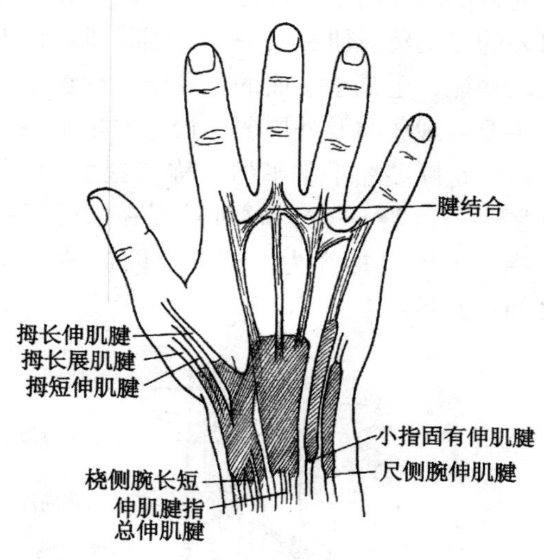

图 1－3 手背伸肌的腱滑液鞘

间均有许多吻合支，因此，结扎一支静脉，血液循环不受影响。见图 1－4。

6. 手的神经支配：支配手的神经主要有尺神经、桡神经和正中神经。尺神经穿行于尺侧腕屈肌两头之间，复转至前臂前面，在尺动脉的内侧降达腕部。在腕部，尺神经在豌豆骨的外侧，经腕横韧带的浅表和掌腱膜的深面进入手掌。尺神经是手肌和前臂尺侧半屈肌的主要运动神经，也是手尺侧半皮肤的感觉神经。桡神经分为桡神经深支和桡神经浅支，桡神经是上肢后群肌的运动神经，也是上肢后面皮肤的主要感觉神经。桡神经穿行外侧肌间隔时，被其固定于肱骨骨表，活动性小。因此，当肱骨于中、下 1/3 交界处骨折时，易伤及桡神经。表现为：①不能伸腕和伸指，②前壁背面及手背面桡侧尤其是虎口皮肤感觉异常。正中神经在腕上方位于桡侧腕屈肌和掌长肌腱之深方，位置浅表，正中神经穿过腕管在掌腱膜深面到达手掌，在手掌的近侧部发出正中神经返支，进入鱼际并分支支配除拇状肌以外的三块鱼际肌和第一、二蚓状肌。正中神经关系手的主要运动功能，也是手掌面的主要感觉神经。正中神经主干损伤后，主要表现屈腕及外展弱、拇、食指不能屈曲，拇指不能对掌。由于鱼际萎缩手掌平坦，称“猿手”。手部皮肤神经的分布（图1-5，图1-6）。这种情况在掌面正中神经分布于桡侧1/2指，尺侧尺神经为主；手背以桡神经和尺神经为主，个体之间有变异。

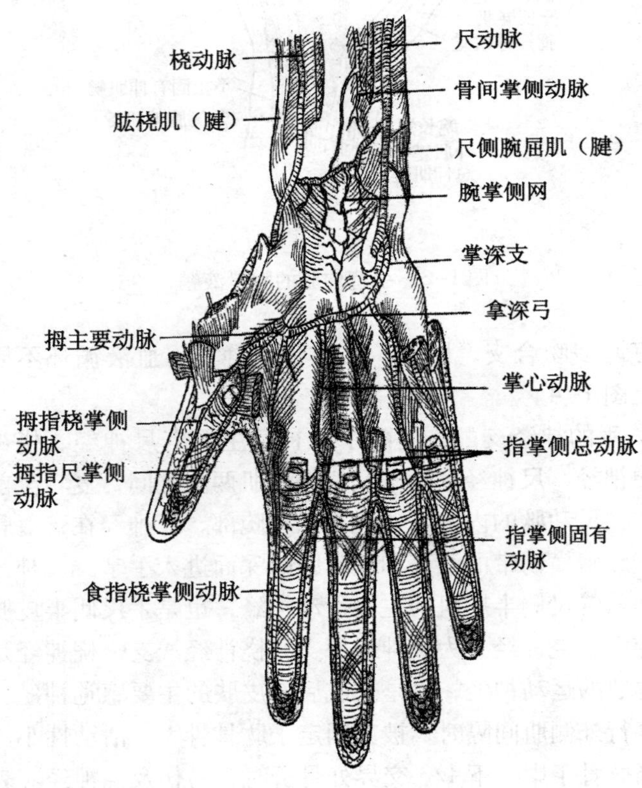

图1-4（1） 手部的动脉（掌侧面深层）

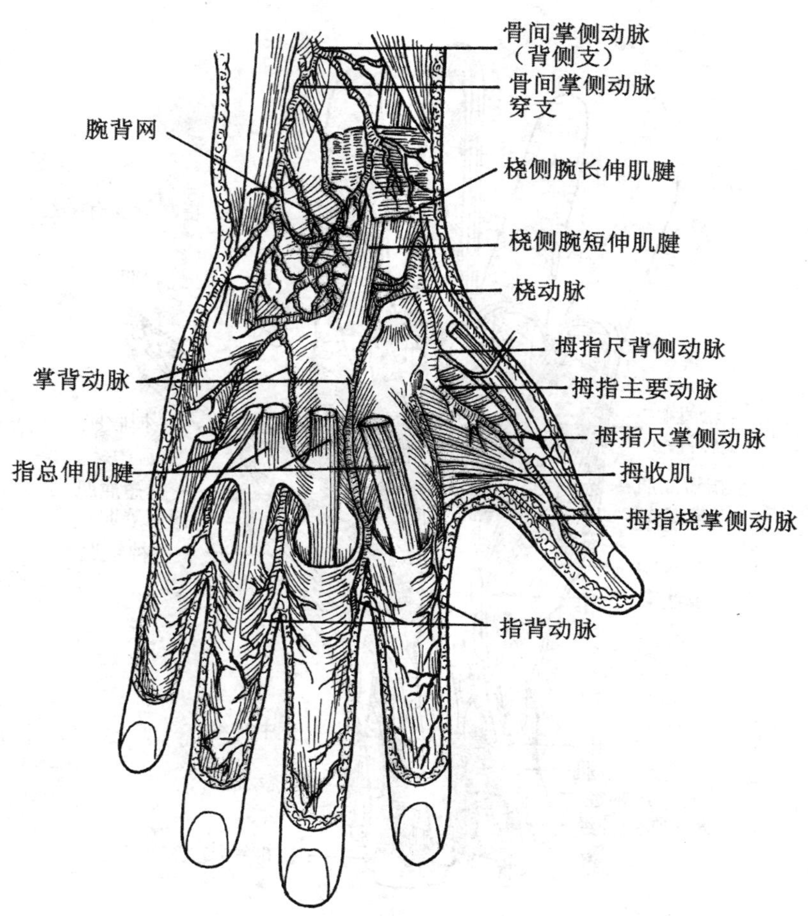

图 1-4（2）　手部的动脉（背侧面）

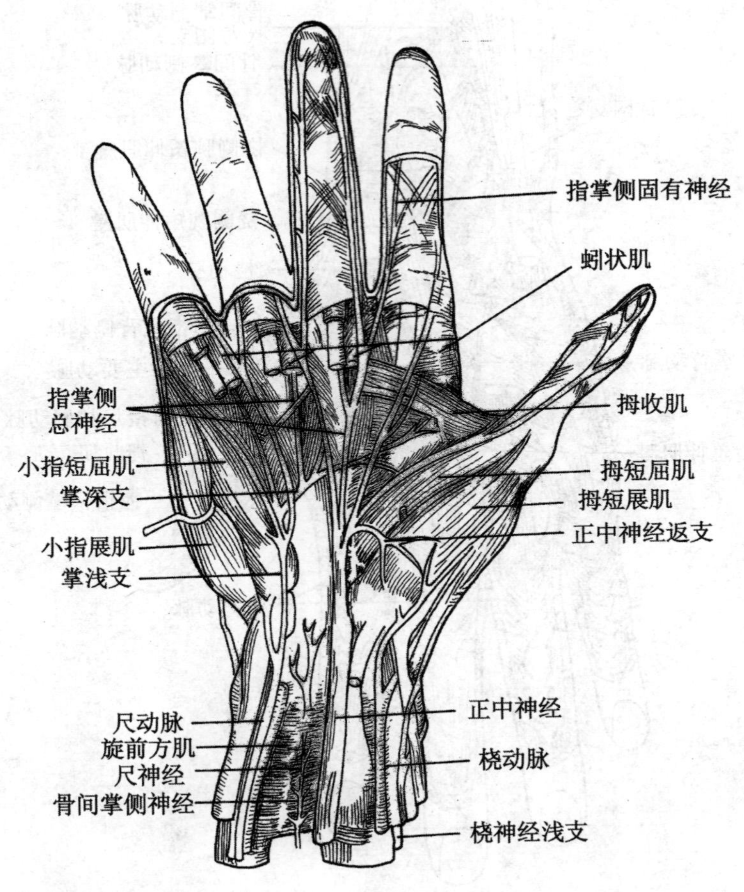
指掌侧固有神经
蚓状肌
指掌侧
总神经
拇收肌
小指短屈肌
拇短屈肌
掌深支
拇短展肌
正中神经返支
小指展肌
掌浅支
正中神经
尺动脉
旋前方肌
桡动脉
尺神经
骨间掌侧神经
桡神经浅支

图 1-5　手掌面的神经

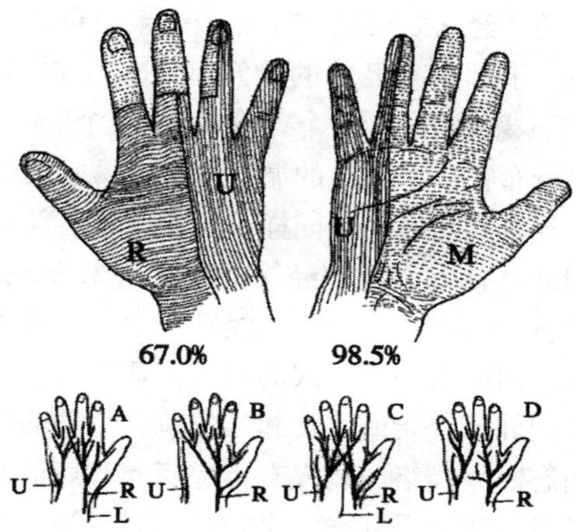

图 1-6 手皮肤的神经分布及变异

U. 尺神经；R. 桡神经；M. 正中神经；L. 前臂外侧皮神经；

A 占 2%；B 占 4.5%；C 占 12.5%；D 占 67.0%

第二节 手与经络的关系

经络在人手有六条经脉循行贯穿。即手三阳经：手阳明大肠经，手少阳三焦经，手太阳小肠经。当手臂下垂，手心向内的方位时，它们依次分布在手背的前、中、后。手三阴经：手太阴肺经、手厥阴心包经、手少阴心经。它们也依次分布在手掌部的前、中、后。至于奇经八脉、十五别络的组成与走向与手的关联不在其内。

经络是经脉、络脉及其连属部分的总称，它是人体沟通上下内外，联络脏腑、肢节，运行气血，抗御外邪，调节体内功能的一个密闭的功能系统。手作为整体的一部分，与全身通过经络相联。手为四末，是气血输注、交汇的地方，阴阳的交汇，表里的沟通，经脉的聚集，五腧的分布，大都在四末，手作为人的一个重要部位，靠经脉的流畅，气血的充盈，才能强劲有力。

腧穴是脏腑、经络之气输注于体表的聚集点，是转输、运送气血的孔隙。手部六条经脉的腧穴有24个。本书还记载了经外奇穴51个，新针穴位15个，感应点34个。

经脉腧穴分布在十二经脉的循行路线上，它与经络同属于一个系统。经外奇穴与经络也同样密切相联系，新针穴位和感应点也是人们通过临床实践和经络的感传现象发现并确定的，它们与十二经脉、奇经八脉、十二经别、十二经筋等有着直接和间接的联系。因而经络与腧穴的作用密切相关。

当人体受到外邪侵袭或饮食起居失节，生理的相对平衡被打破而处于病态时，经络与腧穴有传递病邪和病证的作用。临床上有些病证可以通过手部腧穴出现的压痛或知觉异常反应以及手表的气、色、形态，辨别疾病之所在。然后通过针灸、按摩、推拿、割治、埋线、穴位注射药物等疗法治病祛邪。另外，手部腧穴有的通过气功修炼、自我按摩达到健身防病、益寿延年的作用。总之，内脏的变化通过六经的经络反映到手上，这就是验手可诊病的道理，也是手穴可治疗全身疾病的依据。

从治疗的角度看，手的经络和“心”主的神志有着密切的联系。手少阳经的关冲、治头痛、心烦、舌强；中诸治头痛、眩晕；手厥阴心包经的中冲治中风昏迷、舌强不语，昏厥；手太阳小肠经的前谷、后溪治惊风、抽搐；少泽治头痛、昏迷；手少阴心经的少冲治癫狂；少府治悲恐善惊；神门治精神恍惚、痴呆、健忘；手阳明大肠经的商阳主治中风昏迷、不能言；手太阳肺经的少商治疗昏厥、精神分裂症；鱼际主治咳嗽、喘息、咯血、肺炎、咽喉炎、扁桃体炎等呼吸系统疾病等等。

第三节　手与脏腑的关系

手通过经络和内脏相关联。与此对应，内脏的生理状态、病理变化也可以从手部表现出来。历代医家非常重视手诊

（气、色、形态），诊脉观手是中医诊断中的一大特色。中医脏学理论中关于手与脏腑间的联系论述甚丰，现综合整理如下：

心与手：中医把大脑皮层的精神意识和思维活动归属于心。《素问·灵兰秘典论》说："心者，君主之官，神明出焉。"神明即是人的思维活动的外在表现。《灵枢·本神篇》亦说："所以任物者，谓之心。""心"为五脏六腑之大主，俗语说："心灵手巧"，手巧首先要心灵，手要受"心"的支配。另外，心主血脉，心血充足，经脉流畅，手也和面部一样红润，光泽。

肺与手：肺主一身之气，这里的气（营气、卫气、宗气）是指人体内的精微物质，这些营养物质靠肺的输布布散周身，使手得以维持正常的活动。正如张景岳所说："经脉流动，必由于气，气主于肺，故为百脉之朝会。"足之所以能步，手之所以能摄，除靠肝血的濡养，心气的推动，还要靠肺的输布才能完成。

脾胃与手：《内经》说："脾生肉"，"脾主四肢""四肢皆禀气于胃"。脾有运化水谷精微的功能，脾气健旺，化源充足，则肌肉丰满，四肢强劲，手灵活有力。反之，若脾失健运，化源不足，肌肉四末失养，以致肌肉消瘦，四肢倦怠无力，手软下垂不能握。又有人以脾主肌肉、四肢的理论为指导，对周期性麻痹，发病时四肢完全不能自主随意活动的患者，采用健脾、和胃、补气、利湿、化痰的方法，获得满意疗效。

肝与手：肝主筋，其华在爪。筋，包括肌腱、韧带等纤维结缔组织，它的主要功能联络骨节，主司运动。《素问·五脏生成篇》说："肝之合筋也。"《素问·痿论》也说："肝主身之筋膜。"爪的营养来源与筋相同，故称"爪为筋之余。"爪是手的异称，肝之盛衰可影响到爪甲荣枯的变化。如肝血充盈则爪甲就坚韧、光泽、红润。肝血不足，则爪甲多薄而软，甚则苍白、干枯、变形而易脆裂。小儿高热可见指甲发青，多为惊厥动风的先兆。肝血不足，筋失濡养，筋脉拘挛，手足屈伸无力，热病耗伤肝血，血不养筋，出现手足震颤、抽搐。故望手、诊手对判断“肝”的生理病理有一定的参考价值。现代医学诊断慢性肝炎、肝硬化患者，把反映在手掌部的“肝掌”作为一个条件，对“肝”与手的关系也是一个佐证。

肾与手：中医理论认为肾为先天，主骨、生髓，通于脑。《素问·六节脏象论》：“肾者，……其充在骨。”肾气充足，骨质坚硬，手足强劲。反之，肾气不充，骨质不坚，腰脊酸软，手摄无力。脊髓上通于脑，脑为髓海，肾精充足；髓海满盈，“脑”的功能就健旺，思考敏捷，反应灵敏，故被称为“元神之府”的脑，又有主持人的精神思维活动的一面，（与现代医学相一致）。所以人的思维活动，除了心主神明外，也受肾精是否充足所支配。故又有“肾出伎巧”之说。反之，髓海空虚，精神委靡，反应迟钝，智力低下。另外，肺主呼气，肾主纳气，肾气不纳，喘息疲惫，手握无力，久之可见手指肿大如鼓槌，手不能握。（肺心病，风心病心衰出现中医肾阳虚衰的证候）。

第四节　手的生物全息律

生物全息理论有人称之为全息胚理论，这种理论目前尚处于一种科学假说阶段。那么，什么是生物全息胚理论呢？譬如说，在自然界中每一个小的局部都有包含它在内的整体的全部信息。大到宇宙，小到人体都是如此。人体的每一个局部都有全身的信息。一个受精卵，它的细胞核内包含了父母所赋予的全部信息，在发育中细胞一分为二、二分为四、四分为八。每一个细胞内都含有与卵母细胞相同的生物信息。胚胎发育成一个复杂的多器官组成的机体。每一个局部也仍然包含着整个机体的全部信息。眼、耳、鼻、舌、手、脚、头等器官的形成，都带着父母遗传密码的信息。而每一个器官又是全身的缩影，这些局部器官反映了机体的整体形状和功能状态。这些形状和状态就像在受精卵时早已画好了蓝图一样。随着胎儿的呱呱坠地，这种蓝图就变成了现实。手，也和全身其他器官一样，带着机体的信息。有人发现，手的局部——第二掌骨也有全息胚特征。

生物全息有其内在的规律，它揭示了生物体中部分与整个之间存在着的对应性，这个规律叫做生物全息律。生物体的整体与部分之间存在着惊人的相似性，这就是生物全息学所要揭示的规律，配属于相应的脏腑身形。如：人为什么有五个手指，因为整个人体有五个分支——四肢和头。耳的外形似胎儿在母腹中之状，可视为缩小的人形，耳同样也反映全身的信息。

生物全息律符合中医学的整体观念。认为人是一个统一的有机整体，在生理上互相联系，在病理上相互影响。因此人体的某一部分发生病变，就可以导致整个机体的阴阳平衡失调。同理，任何一个组织器官，或某一部分发生变异，由于相关性就必然引起对应脏腑身形的变异。身体的每一个局部都包含着整体的全部信息，手，作为一个局部器官，有诸多的反射区和反应点来传布全身的信息。（见图1－7）。这些，可从手的皮肤色泽和手纹的气、色、形态上反映出来。人体反映在手上的区域与耳穴的分布有相似之处，靠近手指，指掌关节的大都是人体的上部，心肺居于手掌的中间部分，肾、膀胱、生殖器官居于手掌的下部，肝胆靠于手掌的尺侧，基本上是以上应上，以下应下。因而，亦可通过手穴的压痛点来推测身体其他部位的疾病。

不仅可以依据生物全息律观察病情，而且还可通过局部和整体的对应关系来治疗疾病。手针、足针、耳针、鼻针、手足反射区按摩等治疗方法，为生物全息理论学说提供了有力武器，进而生物全息理论又为上述诸法提供了理论指导，理论与实践的结合，会不断充实，不断发展，结出丰硕的果实。

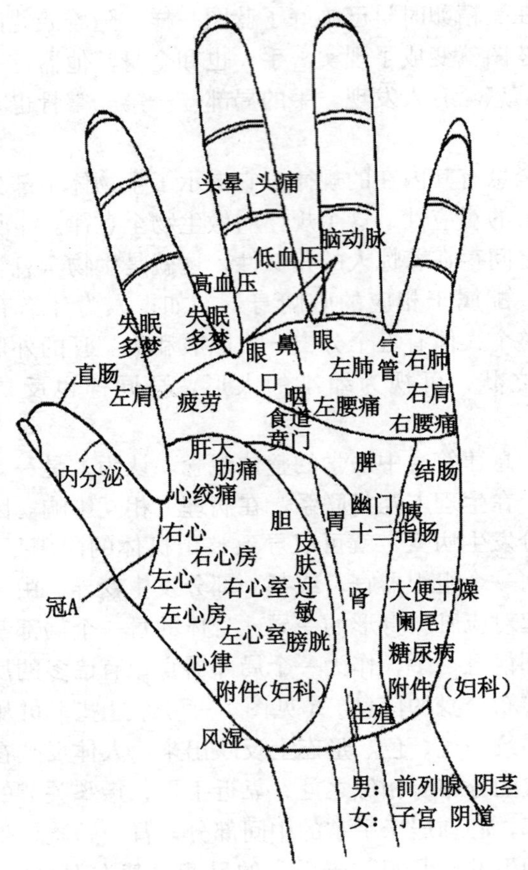

图 1-7 中医手部信息图

这里仅举 1 例：封进启在《足部反射区保健与按摩》一书中记载了按揉心悸点和心经区成功地治好 10 余例胸闷、心悸、心前区隐痛、烦躁、肩背酸痛的病人，其中两例治疗后心律不齐随之消失，诸症解除，说明此法可试用于冠心病心绞痛。风心病患者临床上最为常见的是胸闷、心悸，劳累后加重，并伴有心律不齐。根据封氏报道可以推测，按摩手掌反射区和按揉反应点，有强心和抗心律失常作用，其机理可能是复杂的，但这一点可以说明，手的生物全息理论有着实际的意义，值得人们去挖掘研究，整理提高。

第五节　手纹与遗传疾病

目前病因不明的许多疾病和综合征，从遗传学中找到了答案。医学遗传学是遗传学和医学相结合的一门边缘学科，它研究的对象是人类性状和遗传规律及物质基础。阐明人类疾病发生的遗传因素。对遗传性疾病的预防、诊断、治疗提供理论基础。

从近些年来的统计资料看，由于传染病得到或基本得到控制后，遗传病的相对发病率正在增加。据国外一所儿童医院统计，30 年代该院住院病例死因中，遗传病和先天畸形仅占 5.5%，60 年代上升到 41.5%。北京市 1974—1976 年对 15 岁以下儿童死亡原因调查表明。遗传性疾病已占首位(23.44%)。遗传病的病种，据国外 1968 年至 1981 年的统计，每年均在以 3 位数增加。Mckusick 所著《人类的孟德尔式遗传》，1968 年版对单基因病种的统计为 1487 种，到 1981 年第六版已列出 3303 种。新增病种的速度是惊人的。业已证明，许多危害人类较大的常见病与遗传因素有关。如恶性肿瘤、冠心病、糖尿病、精神分裂症、某些先天畸形等。

遗传性疾症的诊断亦和普通疾病一样，靠病史、症状、体征和实验室检查。但遗传性疾病有其特殊的先天性致病原因，尚需辅以遗传学的特殊诊断。手纹检查就是其中之一。

手纹包括指纹、掌纹和掌褶纹。细小的掌褶纹又称做散纹。这些纹理从妊娠 14 周已形成，出生后随年龄增长，但纹理不再改变。

指纹可分弓型、箕型和斗型三大类。弓型纹的纹线从一侧发出到另一侧，弓型纹无三叉点；箕型纹从一侧发出中途转回，箕型纹有一个三叉点；斗型纹呈同心圆，螺纹和各种旋转花纹，有两个三叉点。弓型纹又分帐型弓型纹和一般弓型纹两个亚型。箕型纹根据其开口方向而分为尺箕和桡箕二个亚型。斗型纹则除典型者外，还有由两个箕纹互相缠绕而成的双箕斗型纹。在食、中、无名、小指基底部有指三角，即三个方向的纹线汇合点。在第四掌骨基底部的掌面也有一个三角，称轴三角，角的顶点与食指、小指根部的连线组成角。正常人应小于40度，如大于50度以上，多为先天愚型（21三体型）。如从指纹上看，先天愚则多为尺箕纹（纹口开向手指的尺侧），一般超过80%以上，且大多数患者在拇指球部为胫侧弓型纹。

在手掌和手指屈曲部位，都有明确的褶纹，褶纹与指纹不同，它们的形状线路既有相对的稳定性，又因某些疾病会有所变异。在手诊中，应用较多的褶纹有4条。分别是：①生命线，又叫地纹，也叫鱼际横曲纹。②智慧线，又叫头脑线、人纹、近心横曲纹。③感情纹，又叫天纹、远心横曲纹。④健康线。见图1-8。

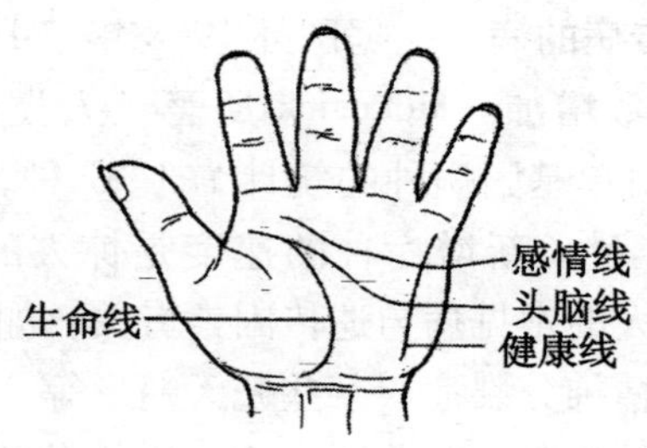

图1-8 褶纹图

生命线是诊断遗传性疾病的一条重要纹线。它的状态、走向和人体健康息息相关。一条健康美好的生命线，应长、粗、深，纹路不乱，起点、终点正确适中，弧度较大，纹线清晰、颜色呈现淡淡的粉红色，反映了身体健康，精力充沛，脏腑气血调和。若颜色、形态异常，生命线纤细、短浅、纹路散乱，反映体质比较柔弱，缺少活力。生命线包绕的大鱼际多，多身体健康，充满活力，为高寿之征；包绕面积小，提示体质虚弱，缺乏魄力，且易患不育症。

智慧线表示人的才能、性格的特征，故与大脑皮层和神经系统密切相关。如果智慧线不是起于食指根下与拇指根线中点，斜向下，成小鱼际的抛物线，而是横贯整个手掌（又称猿线、通贯手），多为智能低下、反应迟钝的先天愚型。正常的智慧线纹粗、深，线条清晰，无毛边，前端略微下垂，颜色红润。近掌心处可有分支，其分支线会随着年龄的变化呈现不同的变化。智慧线过长过短均不好，如智慧线太短，仅从起点行至中指下方即突然消失，提示脑部出现障碍，或可能出现脑部占位性病变。如智慧线过长，提示可能患有五官科疾病。例如：结膜炎、色盲、中耳炎、鼻炎等。（刘剑锋著《手诊》指出：头脑线短者、易患五官疾病）

感情线是小指下的横曲线，主要反映心脏、呼吸及五官科的情况。感情线和生命线、智慧线一样，也以纹路清晰深刻，头尾连带无间断为佳，一般起于食指中指之间，微微地弯向近端，终于手掌的尺侧缘。刘剑锋在《手诊》中指出："感情线寸断，或纹线零乱，或呈链状和波浪状者，易患心脑血管疾病。感情线末端出现箭羽状线，这种人体质不足，性格软弱而消沉。如果支线只在上方，而下方则没有，提示精力充沛，且心灵手巧。……感情线在无名指下方有岛，是眼疾的征兆。感情线有2条，且出现晦暗色者须注意耳病和肾脏病。"

健康线是褶纹中的辅助线，并非人人都有。健康线是名不副实的，它的存在恰恰说明人体不健康，因此手掌中无健康线并非坏事。健康线起于大鱼际（但以不接触大鱼际曲线为好）斜行向小指方向延伸一直到小指根部的感情线上。健康线和生命线、智慧线、感情线相反，前三大线越清晰越好，后者却应细浅。当然，有了健康线，也不意味着疾病已发生。一般说来，在身体状况较差时，健康线会加深，待身体恢复健康，又变浅了。它可以给人们提示疾病可能发生的预兆，做到早期预防。

第二章　手部腧穴

手部腧穴分布广泛，是人们在长期的医疗实践中不断总结积累发现出来的。手部腧穴分为经穴、经外奇穴和近些年来人们发现的某些以病证命名的感应点、反应区和新针穴位等。见图 2-1、图 2-2。

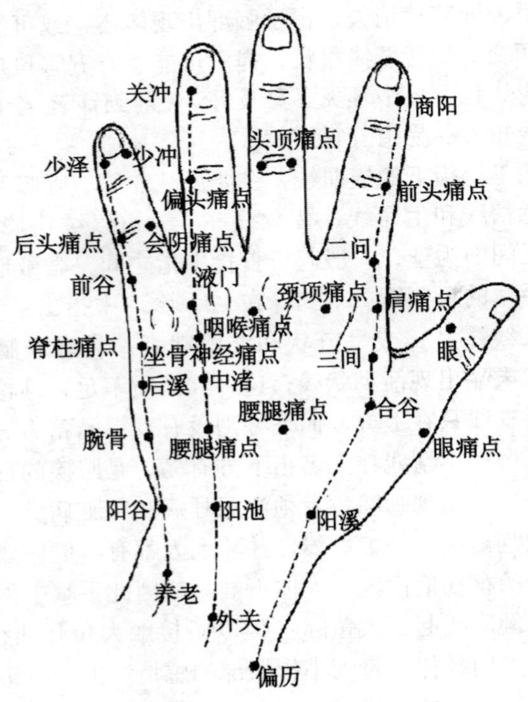

图 2-1　手针穴位图（背面）

第一节　经穴

太渊（手太阳之腧、肺之原穴）

定位：仰掌，腕横纹之桡侧凹陷处。

主治病症：支气管炎、百日咳、流感、哮喘、肺结核、多种原因所致的胸痛。桡腕关节及周围软组织疾患。

备考：八会穴之一，脉会太渊。别名太泉、大泉、鬼心。太，大也；渊，深也。位于寸口为诸脉之汇，通达诸经。《针灸甲乙经》：“咳逆烦闷不得卧，胸中满，喘不得息，背痛，太渊主之。”

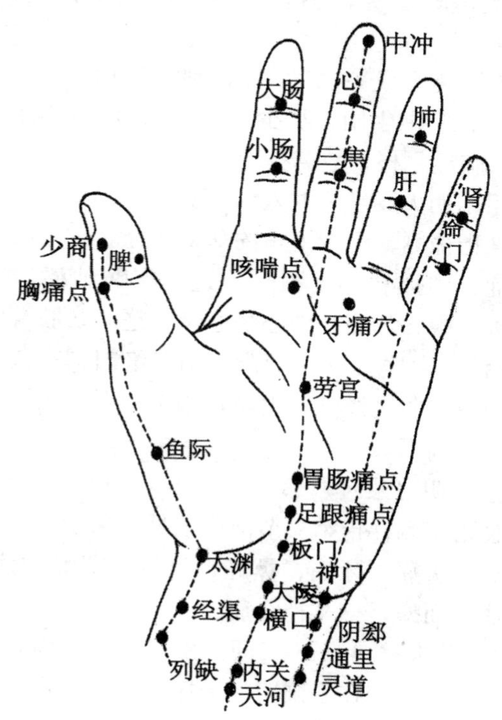

图2-2　手针穴位图（掌面）

鱼际（手太阴之荥穴）

定位：仰掌，当第一掌骨中点之桡侧，赤白肉际之间。

主治病症：咽喉痛，急慢性咽喉炎，扁桃体炎，腮腺炎，感冒发热，咳嗽，咯血，肺炎，中风昏迷，精神分裂症，小儿消化不良，小儿疳积，自汗，岔气，屈拇指长肌腱鞘炎等。

备考：《类经图翼》："鱼际，在手腕之前，其肥肉隆起形如鱼者，统称之鱼。寸之前，鱼之后，曰鱼际穴。"

少商（手太阴之井穴）

定位：拇指桡侧距指甲角约0.1寸。

主治病症：上呼吸道疾病如：扁桃体炎，急、慢性咽喉炎，支气管炎，腮腺炎，感冒，鼻衄，中风昏迷，肢端麻木等。

备考：《针灸大成》："少商，别名鬼信。"《会元针灸学》："少商者，阳中生阳，从少。五音六律，分宫商角徵羽，从商，属肺，肺经之根，故名少商。"

商阳（手阳明大肠经之井穴）

定位：食指桡侧，距指甲角约0.1寸处。

主治病症：中风昏迷，高热不退，咽喉肿痛，痄腮，耳鸣，耳聋，青光眼，牙痛，肺心病心衰，癔病，肢端麻木等。

备考：《针灸大辞典》："商阳，别名绝阳，本穴为手阳明之始穴，承受手太阴之经气，由阴转阳，肺合大肠皆属金，金在音为商，故称商阳。"

二间（手阳明之荥穴）

定位：食指桡侧，指掌关节前凹陷处。

主治病症：头痛，牙痛，鼻衄，目昏，咽喉肿痛，颌肿，热痛，肩背痛，面瘫，三叉神经痛。

备考：《针灸大辞典》："二间，别名间谷、周谷。间，隙也，有空陷之义。本穴在手阳明经顺序第二，居食指桡侧掌指关节前凹陷中，故称二间。"

三间

定位：食指桡侧第二掌骨小头后方凹陷处。

主治病症：牙痛，咽喉痛，结膜炎，三叉神经痛，手背红肿，便秘，唇口干。

备考：《针灸大辞典》：三间，别名少谷、小谷。本穴在手阳明经顺序第三，故名三间。

合谷（手阳明之原穴）

定位：位于手虎口，拇、食指甲伸张时，当第一、二掌骨之中间，稍偏食指处。

主治病症：为四大要穴之一。主治头痛，牙痛，鼻出血，晕厥，面神经麻痹，半身不遂，神经衰弱，高血压，小儿惊风，感冒等。

备考：《针灸大辞典》："别名虎口、含口、合骨。"《会元针灸学》云："合谷者，手大指次指开阖之处，两手歧骨谷空，故名合谷。又名虎口者，手张之状，其形大如虎口之状也。"

阳溪（手阳明之经穴）

定位：位于腕关节桡侧两筋间。拇指上翘时，在伸拇长、短肌腱之间凹陷中。

主治病症：腕关节及周围软组织疾病，腰背扭伤，瘾疹，小儿消化不良，目赤肿痛。

备考：《针灸大辞典》："阳溪，别名中魁。"《会元针灸学》云："阳者，阳经之阳，溪者水之。小水沟而伏阳气，故名阳溪。"

神门（手少阴之腧，心之原穴）

定位：仰掌，腕横纹尺侧端凹陷处。

主治病症：神经衰弱引起的心悸、失眠、健忘、多梦、易惊、精神疲惫等。癔病、妇科疾病、外阴瘙痒。冠心病心绞痛。

备考：本穴出自《针灸甲乙经》，别名兑冲、中都、锐中。此穴为二心气出入之门户，故名神门。

少府（手少阴之荥穴）

定位：以手指曲向掌中，手小指指掌关节后，小指与无名指之间，与劳宫穴相平。

主治病症：有强心作用，对风心病、心肌病、肺心病及其他原因所致的心功能不全、心律不齐、心房纤颤等有效。亦可用冠心病心绞痛及泌尿系某些疾病。

备考：《会元针灸学》：“少府者，手少阴心脉，出腑走手小指，交少府而通心之府小肠也，故名少府。”

少冲（手少阳之井穴）

定位：小指桡侧指甲角旁 0.1 寸处。

主治病症：高热，中风昏迷，小儿惊厥，癔症，精神病，胸胁痛。

备考：少冲出自《甲乙经》。《针灸大辞典》云：“别名经始，少，小也，又指少阴；冲即通达。本穴为手少阴之井穴，经气所出犹之水源，自手小指冲出，但很微小之象，故名。”

少泽（手太阳之井穴）

定位：小指尺侧，距指甲角 0.1 寸处。

主治病症：乳腺炎，乳汁分泌不足，头痛，语言不利，黄疸，指挛臂痛。

备考：出《灵枢 · 本输》。别名小吉、小结。少者小也，泽者润也；心之热出火府于小肠，故名少泽。

前谷

定位：手掌尺侧缘，第五指掌关节前，当节前横纹端。

主治病症：手指麻痒或痛，乳腺炎，头痛，目痛，耳鸣，咽肿，咳嗽。

备考：出自《灵枢 · 本输》。《会元针灸学》：“前谷者，前是手小指本节之前也。谷者谷之空洞也。为手小指本节前骨之空处，通于经孔与分泌之孔窍，故名前谷。”

养老

定位：屈肘，掌心对胸，转向外侧当尺骨小头上出现缝隙处。

主治病症：上肢关节痛，肩背痛，偏瘫，落枕，腰扭伤，疝痛，目不明。

备考：《针灸甲乙经》。为手太阳经郄穴。针此穴能促使小肠功能吸收水谷所化之精微，以供养全身。

后溪

定位：轻握拳，在手掌尺侧缘，第五指掌关节后，掌横纹尽头。

主治病症：头、项、肩背、肘臂疼痛。落枕，癔病，肩关节周围炎，麦粒肿，小儿高热惊厥，疟疾，癫痫，腰痛。

备考：本穴为八脉交会之一，通于督脉。《会元针灸学》云："后溪者，后是手小指本节后也，溪者小沟也。手小指外侧握拳，肉起如山峰，按之似小豁之曲，故名后溪。"

腕骨

定位：轻握拳。手背尺侧缘、第五掌骨与钩骨、豌豆骨之间凹陷处。

主治病症：腕关节疼痛，头痛，项强，耳鸣。

阳谷（手太阳之经穴）

定位：在腕关节尺侧凹陷处，尺骨茎突实与三角骨之间。

主治病症：腮腺炎，热病，耳鸣耳聋，臂外侧痛。

备考：出《灵枢·本输》《会元针灸学》："阳谷者，手太阳经锐骨下空处如洞，故名阳谷。"

大陵

定位：仰掌，腕关节横纹正中，两筋之间。

主治病症：心肌炎，心悸，胃炎，扁桃体炎，失眠，肋间神经痛，精神病，腕关节及周围软组织疾患。

备考：出《灵枢·九针十二原》。属手厥阴心包经，为手厥阴之经输穴，原穴。别名心主、太陵、鬼心。本穴位于掌根阜起处，犹如陵立之象，故名。

劳宫

定位：掌中央，第二，三掌骨之间，当屈指握拳时，中指指尖所指点处稍外。接近中指与无名指之间。

主治病症：手颤，中风昏迷，中暑，晕厥，心绞痛，口腔炎，小儿惊厥，肺癌，手掌多汗。

备考：出自《灵枢·本输》。别名五里、掌中、鬼路、营宫。《针灸大辞典》指出："劳指劳作；宫即中宫。"《会元针灸学》云："劳宫者，手掌四周位列八卦、穴居中宫，手十四节仗中宫之真空神力，任劳而不倦，勤劳而功成，故名劳宫。”

中冲（手厥阴之井穴）

定位：在中指端，距指甲角0.1寸处。

主治病症：中风急救，各种原因所致的休克，中暑，高热，小儿夜啼，心绞痛。

备考：出自《灵枢·本输》。《针灸大辞典》：“本穴乃手厥阴经气中道而行，直达手中指尖端的冲要部位，故名。”

关冲（手少阳之井穴）

定位：无名指外侧，距指甲角0.1寸处。

主治病症：各种原因所致的休克，咽喉炎，结膜炎，外感热痛，多种原因引起的头痛。

备考：出《灵枢·本输》。《针灸大辞典》：“手少阳经承接手厥阴之经气，失会于无名指外侧端，即本穴所居处，故本穴可谓手少阳经之关界，要冲，故名。”

液门（手少阳之荥穴）

定位：位于手背第四、五指缝间，握拳取之。

主治病症：手臂痛，手指不能伸，咽喉炎，耳聋，耳鸣，目赤。

备考：出《灵枢·本输》。别名掖门、腋门、太阳阴。

中渚（手少阳之腧穴）

定位：握拳，在手背第四、五掌骨间、掌指关节凹陷处。

主治病症：肩周炎，手握不能伸，肋间神经痛，腰扭伤，急性扁桃体炎，牙痛，头痛，胃脘痛，耳鸣，耳聋。

备考：出《灵枢·本输》。别名下诸。《子午流注说难》云：“中渚乃三焦所注之俞穴，若江之有渚，而居其中，故名中渚。”

阳池（手少阳之原穴）

定位：位于手背第三、四掌骨间，腕横纹凹陷处。伸指总肌腱与伸小指固有肌腱之间。

主治病症：肩臂痛，手腕痛，胃痛，胃溃疡，糖尿病，感冒，疟疾。

备考：出《灵枢·本输》。又名别阳。

第二节　经外奇穴

手部的经外奇穴较多，这是由于手部分布的经脉流注点聚集和治疗方便所决定的。手部的经外奇穴散见于历代各类医著中。本书收录了51个。这些穴位，有定名，有定位，在临床应用中用之有效。有的穴位，虽居正经之外，但与经络有着密切的联系。

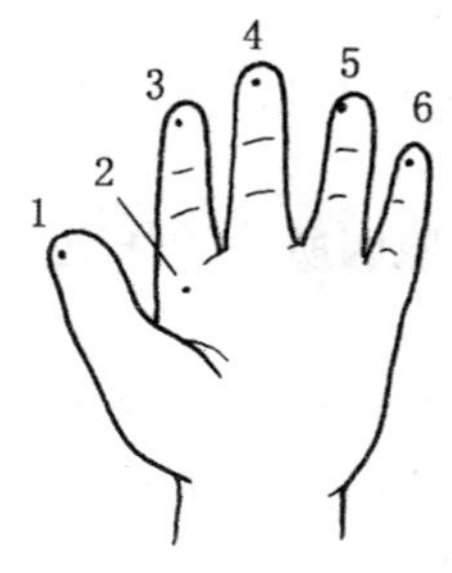

1. 脾经穴　2. 大肠　3. 肝经穴
4. 心经穴　5. 肺经穴　6. 肾经穴

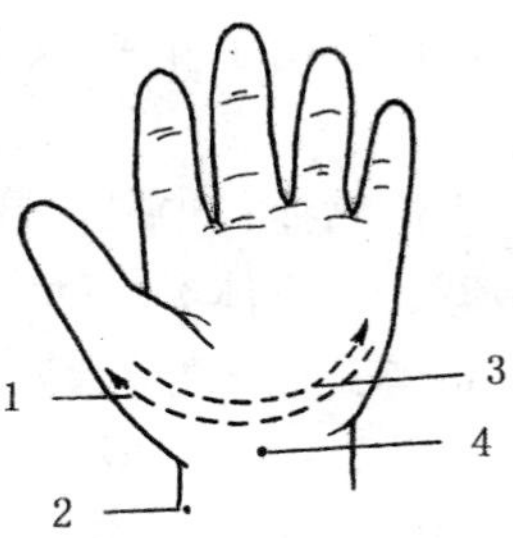

1. 运肾于脾（运水入土）
2. 阳　3. 运脾于肾（运土入水）　4. 总筋穴

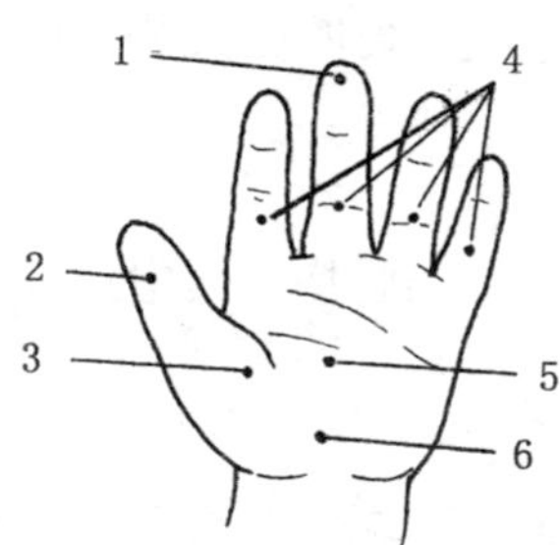

1. 中冲　2. 少商　3. 板门
4. 四横纹　5. 劳营　6. 小天心

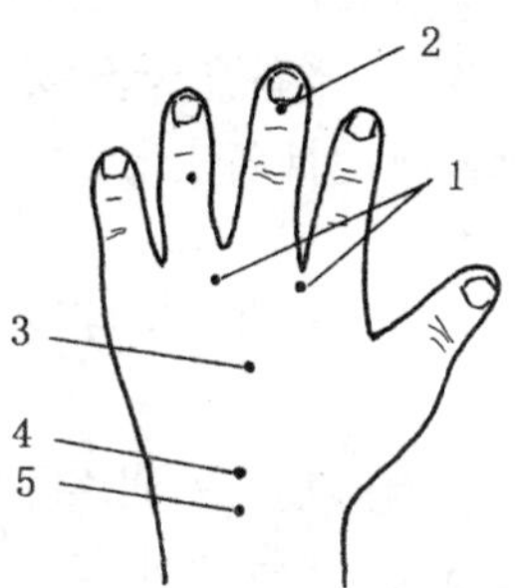

1. 二扇门　2. 老龙穴　3. 外劳宫　4. 一窝风　5. 阳池

图2-3　手部经外奇穴

在小儿推拿中，应用手部经外奇穴较多，疗效亦佳，运用得当，每获奇效。现将小儿手穴经外奇穴附图于上。（见图2-3）

十王

定位：位于手十指背侧，距爪甲后中点一分之皮肤处。

主治病症：卒死，中暑，霍乱。

备考：《外台秘要》：“备急疗卒死而张目反折者方：灸手足两爪甲后各十四壮。”《针灸孔穴及其疗法便览》：“十王，奇穴……用三棱针或粗针刺出血，针头微向指关节方向刺入约一分。主治痧症、中暑、霍乱。”

十宣（又名鬼城　手十指头　手十指端）

定位：两手十指头尖端，距指甲约 1 分许。左右手各 5 穴。

主治病症：中风，昏厥，中暑，各种原因所致的休克，小儿惊厥，扁桃体炎，咽喉肿痛指端麻木。

备考：《备急千金要方》：“邪病大唤骂詈走，灸手指端去爪甲一分，一名鬼城。短气不得语，灸手十指头各十壮。”

〔按〕《小儿推拿》：“十宣为奇穴，十王有为十宣之说。”

地神

定位：位于手拇指与掌交界之横纹中点，左右手各 1 穴。

主治病症：自缢死，休克。

备考：《备急千金要方》：“自缢死，灸四肢大节，掐大指本文名曰地神各七壮。”

端正

定位：位于手中指掌侧，第一二节指骨横纹之中点。左右手各 1 穴。

主治病症：小儿疳积（消化不良）

备考：《针灸孔穴及其疗法便览》：“端正，奇穴。中指第一、二节关节横纹中央（掌侧）。针一至二分。主治小儿疳积。”

二人上马

定位：位于手背，第五掌骨小头后方，或对远侧掌横纹，直对小指。左右手各 1 穴。

主治病症：泌尿系感染（小便赤涩）

备考：《针灸腧穴索引》："二人上马，小指下里，侧对兑边。灸七壮，治小便赤涩，清补肾水，奇穴。"

四缝

定位：位于手掌部，第二、三、四、五近侧指节横纹中点，左右手各4穴。

主治病症：小儿疳积，腹胀，腹泻，丹毒，小儿百日咳，遗尿。

备考：《针灸孔穴及其疗法便览》："四缝，奇穴，……主治小儿消耗症，轻症点刺挤出血液，重症挤出黄色透明黏液，据称针后二、三天即有显著效果。"

八关

定位：位于手背，相邻两指之指蹼缘。左右手各4穴。

主治病症：疟疾，大热，睛痛，指痛。

备考：《素问·病机气宜保命集》："大烦热，昼夜不息，刺十指间出血，谓之八关大刺。目疾，眼痛欲出，赤，大刺八关。"《景岳全书》："八关大刺，治眼痛欲出不可忍者。"《针灸孔穴及其疗法便览》："八关，奇穴……刺出血。主治疟疾。"

八会

定位：手背侧，拇指根部，合谷穴下后方，左右手各1穴。

主治病症：癫狂，白内障，眩晕（高血压），中风，卵巢疾患。

备考：①《备急千金要方》："狂走易骂，灸八会，随年壮。"②指脏、腑、气、血、筋、脉、骨、髓八者精气会聚的八个穴位。

板门

定位：位于手掌部，第一掌骨基底桡侧缘内一寸处（即位于鱼际穴内一寸）。左右手各1穴。

主治病症：气促，气攻，咽喉肿痛，齿痛，扁桃体炎。

备考：《小儿推拿方脉活婴秘旨全书》："板门，在指节下五分……板门推向横纹主吐。横纹推向板门，主泻。"

大骨空

定位：位于手拇指背侧中节关节中央。曲指当骨尖陷中。左右手各 1 穴。

主治病症：目疾，吐泄。

备考：《类经图翼》："大骨空主治内障久痛及泄泻。灸二七壮，禁针。"

大指甲根

定位：位于大指甲后 1 分许，赤白肉际处，左右手各 3 穴。

主治病症：扁桃体炎，咽喉肿痛，口颊生疮等。

备考：《针灸集成》："大指甲根排刺三针，治双蛾。重者 1 日再刺。"

小骨空

定位：位于手小指背侧第一、二关节中央屈指取之。左右手各 1 穴。

主治病症：眼病，耳聋，手节痛。

备考：《针灸大成》："小骨穴，……治手节痛、目痛。"《针灸孔穴及其疗法便览》："小骨空，奇穴……灸三至五壮。主治一切目疾，耳聋。常配用大骨空穴。"

五虎

定位：位于手背二、四掌骨小头高点。左右手各 2 穴，计 4 穴。

主治病症：五指拘挛。

备考：《针灸孔穴及其疗法便览》："五虎，奇穴。位于食指及无名指的第一节与第二关节部中央，握拳取之。灸 3 壮。主治手指痉挛。"《类经图翼》："五虎，在于食指无名指背间，本节前骨尖上各 1 穴……主治手指痉挛。"

五经纹

定位：位于手五指掌侧，近侧指节横纹中点，左右手各 5 穴，计 10 穴（其中 8 穴同四缝）。

主治病症：五脏六腑气不和。

备考：《小儿推拿方脉活婴秘旨全书》："运五经文，治五脏六腑气不和。"

小天心

定位：位于大小鱼际交接点之中点处。左右计 2 穴。

主治病症：惊风、抽搐、高热昏迷。

备考：《针灸经外奇穴图谱》："小天心，位于手掌侧，大小鱼际交接处之中点……主治惊风握拳、抽搐、目视不正、高热神昏。用中指尖端揉，掐三至五次。"

指根

定位：位于手指二、三、四、五，近指掌关节处，手横纹前方，左右手各 4 穴。

主治病症：手生痈疔。

备考：《治疗汇要》："凡手指生疔，无论何指，刺第三节近掌处指根，初起刺之，不独疔可消散，且可免毒窜旁指。"

一扇门

定位：位于手背，食指下夹缝中，威灵穴上三寸。左右手各 1 穴。

主治病症：皮肤丘疹，结膜炎。

备考：《针灸腧穴索引》："一扇门……主治疥疮、目疾。奇穴。灸五至七壮。"

二扇门

定位：位于手背四，五指关节前缘，指蹼缘稍后，左右手各 1 穴。

主治病症：疥疮，目疾。

备考：《针灸经外奇穴治疗诀》：二扇门，位于无名指与小指下夹缝中，精灵穴上三寸，主治疥疮、目疾，灸五壮至七壮。

凤眼

定位：位于大指中节内侧横纹头处。少商穴后方。左右手各 1 穴。

主治病症：小儿雀目，一切目疾（白内障、结膜炎），五指不能屈伸。

备考：《针灸集成》："手大指内侧横纹屈，治目生白翳，兼小指本节尖务灸三壮。手五指不能屈伸，灸一壮，神效。"

高骨

定位：指手腕部近拇指一侧显著隆起的部分、今称桡骨茎突，左右手各1穴。

主治病症：手病。

备考：《针灸大成》："高骨……针一寸半，灸七壮，主治手痛。"

灸癜风

定位：位于手中指掌侧，第三节指缝之中点稍前方（中冲穴后方）。左右手各1穴。

主治病症：白癜风。

备考："白癜风灸左右手中指节去延外宛中三壮，未差报之。"引《备急千金要方》。

旁虎

定位：位于手背第二、三掌骨小头高点间稍后方。左右手各1穴。

主治病症：咽喉炎，手背肿痛。

备考：《针灸孔穴及其疗法便览》："旁虎，奇穴。中指与食指歧骨间，上都穴稍后方。针二至三分。灸三至七壮。主治咽喉发炎疼痛；亦治手背肿痛。"

拳尖

定位：位于手第三掌骨小头高点处。左右手各1穴。

主治病症：癜风，赘疣，结膜炎。

备考：《太平圣惠方》："小儿热毒风盛眼睛痛，灸手中指本节头三壮，名拳头也。"

三门（又名少骨）

定位：位于食指掌指关节桡侧凹陷处，左右手指各1穴。

主治病症：蜂窝组织炎。

备考：《外科大成》："三门穴，治蜂窝疽，穴在手次指本节后内侧陷中，又名少骨穴。"

四开

定位：四开穴由于阳明经合谷穴与足厥阴经的行间穴所组成。左右手各2穴。

主治病症：喑哑，眩晕，头胀，烦躁不宁。（高血压病）

备考：《奇效良方》："四开四穴，合谷并行间是穴，手足共四穴。"

四横纹

定位：位于手掌侧，第二、三、四、五指指根与掌相结之横纹中央。两手计八穴。

主治病症：手生痈疔，五指尽痛，发热，腹痛呕吐。

备考：《针灸孔穴及其疗法便览》："四横纹，奇穴。手食、中、无名、小指第一指节接连手掌之横纹中央，一手计四穴。针刺出血。灸三至七壮，主治手生痈疔、五指尽痛；亦可解热（刺出血）。"

四前

定位：位于手掌侧，五指远侧指节横纹之两端（每指两穴），左右手各10穴。

主治病症：大骨节病，类风湿性关节炎。

备考：《针灸经外奇穴图谱》："四前，位于手指之掌侧，远侧指节横纹之两端，每指二穴。主治大骨节病，指关节末节疼痛。"

外劳宫

定位：位于手背正中央，即腕背横纹至第三掌骨小头连线之中央。左右手各1穴。

主治病症：急、慢性胃肠炎，掌指麻痹，五指不能曲伸，小儿脐风，手背红肿疼痛。

备考：《小儿推拿方脉活婴秘旨全书》："外劳宫在指下，正对掌心是穴。治粪白不变，五谷不消，肚腹泄泻。"

注夏

定位：位于第二掌骨中点之桡侧缘（即与手背"合谷"穴相对）。左右手各2穴。

主治病症：虚损羸瘦，一法取手掌中大指根稍前鱼肉间近内侧大纹半指许，外与手阳明合谷穴相对处，按之极酸者是穴，此同长强，各灸七壮，甚妙。

中指之节

定位：位于手中指背部，第三节前，爪甲后陷中。左右手各 1 穴。

主治病症：齿神经痛。

备考：《针灸腧穴索引》："中指之节，中指之节之前，爪甲后陷中。灸三壮。主治齿神经痛。奇穴。"

脾经（脾穴，脾土）

定位：拇指螺纹面（按：另有在大指第二节之说）

主治病症：消化不良，泄泻，呕吐，疳积。

备考：《按摩经》："脾土，曲指左转为补，直推之为泻。饮食不进人瘦弱，肚起青筋面黄，四肢无力用之。"

〔按〕该穴为小儿推拿最常用穴，认为小儿脾常不足，凡推必用补脾经、或清后加补。

胃经（胃穴）

定位：大指掌面第二节（按：一说在大鱼际外侧缘；又说在板门穴上）

主治病症：胃炎，胃溃疡，急慢性胃肠炎，妊娠呕吐等。

备考：《推拿三字经》："胃穴，自古无论之也，殊不知其治病甚良，在板门外侧黄白皮相毗乃真穴也，向外推治呕吐呃逆呁哕气噎等症甚速。"

肝经（肝穴）

定位：位于手无名指掌侧，近侧指节横纹之中央点。左右手各 1 穴。（按：另说食指螺纹面）

主治病症：头痛，胸胁痛，胆道蛔虫症，胰腺炎，小儿惊风，烦躁不安。

备考：《推拿三字经》："肝穴在食指端，为将军之官，可平不可补，补肾即补肝。"另据《按摩经》男子左手正面之图所示：肝在无名指第三节。女子右手正面之图所示：肝在无名指第三节。

胆穴

按：据考《推拿三字经》："胆在掌面食指第二节。"

皮罢（肝记）

定位：大指甲外侧端爪甲内，左右手各1穴。

主治病症：小儿惊风，痰喘。

备考：《推拿指南》："此法治哮喘神迷，皮罢穴一名肝记，在大指端爪甲内，用右大指甲重掐之，男左女右。"

母腮

定位：距大指甲跟正中，约0.1寸许，左右手各1穴。

主治病症：吐血。

备考：《小儿推拿广意》："吐血，两大指甲后一韭叶，即母腮穴，须平掐。"《推拿指南》："母腮穴在大指甲后一韭叶，同右大指甲掐之。男左女右。"

老龙

定位：距中指甲根正中，约0.1寸处。左右手各1穴。

主治病症：小儿惊风。

备考：《保赤推拿法》："掐老龙穴法：此穴在中指背靠指甲处，相离如韭叶许。若小儿急惊暴死，对拿精灵、威灵二穴，不醒，即于此穴掐之，不知疼痛难救。"

靠山

定位：位于腕横纹掌面桡侧端，拇指下掌根尽处，腕横纹稍前方（即"太渊"穴稍下方），左右手各1穴。

主治病症：疟疾，痰壅。

备考：《小儿推拿方脉活婴秘旨全书》："靠山穴，在大指下掌根尽处腕中。能治疟疾，痰壅。"《小儿推拿》："靠山，相当于'阳溪'穴，'阳溪'穴属于阳明大肠经。"《针灸大辞典》："靠山，奇穴名。"

内阳池

定位：位于手掌部，腕横纹中点前1寸处。左右手各1穴。

主治病症：口腔炎，鹅掌风。

备考：《针灸孔穴及其疗法便览》：“内阳池，奇穴。大陵穴上1寸。针5分，灸3～7壮。主治鹅掌风，口腔炎。”《针灸大辞典》：“内阳池，奇穴名。……掌长肌腱与桡侧腕屈肌腱之间。”《针灸经外奇穴图谱》：“内阳池……针3～5分、针感麻、酸至指头。灸5～7壮。”

阴池

定位：位于手掌腕横纹中点前1寸，再向拇指侧横量1寸处。左右手各1穴。

主治病症：咳血，喉炎。

备考：《针灸穴位小词典》：“阴池，属经外奇穴。在拇指侧内阳池穴外1寸是穴。……主治咳血。针五分。”

鱼腹

定位：手掌鱼际部，第一掌骨掌侧之中点。左右手各1穴。

主治病症：支气管哮喘，喘息性支气管炎，肺结核，肠结核。

备考：《针灸大辞典》：“经穴别名，出《针灸甲乙经》。《循经考穴编》作鱼肠，即承山。”《针灸经外奇穴图谱》：“鱼腹。与经穴关系：位于肺经‘鱼际’穴内前方。针3～5分，针感麻、酸、胀至指尖，灸3～7壮。……适应证：支气管喘息（发作期效果更好），肺结核，肠结核。”

精灵、威灵

定位：精灵穴位于手背第四、五掌骨间隙后缘（“中渚”穴直后方）；威灵位于第二、三掌骨间隙后缘（即“合谷”穴之尺侧），左右手各2穴。

主治病症：卒死，痰壅，气促，气攻，耳鸣，目眩，头痛，小儿急慢惊风，手背红肿疼痛，腕关节炎。

备考：《针灸孔穴及其疗法便览》：“精灵、威灵，奇穴。外劳宫穴（手背中央）两骨缝处，左名精灵，右名威灵。针3～5分。主治耳鸣，目眩，头痛，小儿急慢惊风；亦治手背红肿疼痛，腕关节炎。”

上都

定位：位于手背第二、三掌骨小头高点之间。左右手各1穴。

主治病症：手背红肿。

备考：《针灸大成》：“上都穴。在食指中指本节歧骨间，握拳取之。治手臂红肿。针入1分，可灸5壮。”

项强

定位：位于手背第二、三掌骨小头后方之凹陷处。左右手各1穴。

主治病症：项强。

备考：《经外奇穴汇编》：“项强，食指中指本节间稍后处（有凹陷），约当一扇门穴后1寸。针5分。治疗项强。”

鬼当（大指甲后）

定位：位于手拇指外侧第二关节横纹之头。左右手各1穴。

主治病症：雀目，小儿胃肠病，角膜白翳水肿，咽喉肿痛。

备考：《针灸集成》：“手大指甲后，第一节横纹头白肉际，兼肝俞各灸1壮，治大人小儿雀目。”《中国针灸学》：“鬼当，拇指外侧第二关节横纹之头。针2分，灸五壮。主治小儿肠胃病、结膜炎，角膜白翳，肾炎，水肿。”

鬼信（一说别名少商）

定位：位于手拇指尖端、距爪甲3分。左右手各1穴。

主治病症：各种原因所致的休克，水肿。

备考：《备急千金要方》：“手大指爪甲下，名鬼信，入肉3分。……水通身肿，灸足第二指上1寸，随年壮。又灸两手大指缝头七壮。为鬼穴之一。”“百邪所病者，针有十三穴……第二针手大指爪甲下，名鬼信。”《针灸大成》指为少商穴。

鬼哭（鬼眼四穴）

定位：位于两手拇指桡侧爪甲角各1穴，及爪甲角处皮肤部各1穴。[也有认为本穴位于两手、足大拇指（趾）相并，于爪甲角根处，双手、足共4穴]

主治病症：癫狂，胎痫，惊痫。

备考：《太平圣惠方》："秦丞祖灸狐魅神邪及癫狂病，……以并两手大拇指，用软丝绳子急缚之，灸三壮，艾炷著四处，半在甲上，半在肉上，四处尽烧，一处不烧，其疾不愈。……小儿胎痫、惊痫，一依此灸1壮。"《针灸孔穴及其疗法便览》："鬼哭，奇穴。两手、足大指（趾）相并，于爪甲根角上取之。灸3~7壮。主治癫痫，发病时灸之甚效。"

肺经（肺穴）（肺金）

定位：位于手无名指掌侧，远侧指节横纹之中点。左右手各1穴。

主治病症：胸闷，咳喘，慢性鼻炎，荨麻疹，呕吐。

备考：《小儿推拿方脉活婴秘旨全书》："肺受风寒咳嗽多，可把肺经久按摩"。《针灸经外奇穴图谱》载年老体弱、孕妇、心衰禁针。

心经（心穴）

定位：位于手中指掌侧，远侧指节横纹之中点，左右手各1穴。

主治病症：发烧，神经衰弱，哮喘，荨麻疹。

备考：《新医疗法汇编》云："心穴，中指掌面第二指关节横纹上。主治：发烧、神经衰弱、哮喘、肺心病、荨麻疹。"

虎边

定位：位于合谷穴与三间穴之间，即第二掌骨中点稍前桡侧缘。左右手各1穴。

主治病症：精神分裂症、癫痫、癔病。

备考：据《新医疗法汇编》载："虎边针刺可放射至头部。"本穴可透后溪，针感极度酸麻后肌肉松弛。

虎金寸

定位：位于拇指背侧，掌指关节中点，左右手各1穴。

主治病症：扭伤，风湿性关节炎，肩关节周围炎。

第三节　新针手穴

新针穴位是近些年来新发现的针灸穴位。这些穴位有其独特功能，在临床实践中被证实有效，它既不是经穴，又不是经外奇穴，但有些穴位和经络有着密切的联系。

止咳（手）

定位：位于手掌桡侧缘，第一掌骨基底凹陷处。左右手各1穴。

主治病症：风湿性心脏病，气短，咳嗽。

备考：《针灸经外奇穴图谱》："止咳，……位于肺经'鱼际'穴上5分。针法：2~3分、针感麻、酸至指尖。"

新1号（手）

定位：位于手掌部，第二掌骨桡侧，掌横纹前约2公分处。左右手各1穴。

主治病症：手针麻醉。

备考：《针灸经外奇穴图谱》："新1号。……为手针麻酸穴。针3~5分，针感麻，酸至指尖。"

新2号（手）

定位：位于手掌尺侧，第五掌骨基底处。左右手各1穴。

主治病症：手针麻醉。

备考：《针灸经外奇穴图谱》："新2号。为手针麻醉穴，针3~5分，针感麻、酸至指尖。"

健理三针

定位：位于手掌中央，第三、四掌骨间隙中点后1寸处，即"劳宫"穴后1寸处1穴，旁开5分处2穴。左右手各3穴。

主治病症：胃炎，溃疡病，肝炎，气管炎，心功能不全，肾炎，头痛，眼病。

备考：《红医针疗法》载：“健理三针，针法：劳宫穴后1寸，左右旁开5分各1穴分别取之，直刺或向上斜刺1寸。主治肝、脾、胃病、头痛、眼病、气管炎、支气管哮喘、心悸、心力衰竭、肾炎。”《针灸经外奇穴图谱》：“健理三针，直刺或向上斜刺、针感手指麻、胀。”

无名（手）

定位：位于手腕横纹桡侧端，伸拇短肌腱尺侧缘，左右手各1穴。

主治病症：喘息。

备考：《河北省民间灵验便方》：“无名穴，在太渊、阳溪两穴之间，与太渊穴只隔一条大筋。”

新阳溪

定位：位于大肠经“阳溪”穴外后侧。手腕侧背桡侧缘。左右手各1穴。

主治病症：拔牙针麻穴。

备考：《针灸经外奇穴图谱》：“新阳溪……为拔牙的针麻穴，有针感后，通脉冲电针机，诱导15～20分钟，即可手术。”

止泻三穴

定位：止泻一穴在大拇指桡侧第一、二指骨弯指横纹头处；止泻二、三穴分别在食指第一、二和二、三指骨弯指横纹头处。针时屈指。

主治病症：小儿腹泻。

备考：据河北省保定第二医院李玉环等报道：止泻三穴治疗小儿腹泻效果良好。[新中医. 1991，23（3）：36]

胃舒

定位：位于手小指第1节指骨外侧中间处。左右手各1穴。

主治病症：胃痛。

备考：《浙江中医杂志》：灸治胃痛有新穴。[向伯茂. 浙

江中医杂志．1993，28(8)：374］

下魁

定位：位于手背，第一指关节与第二指关节的中点。“中魁”穴稍下方。左右手各1穴。

主治病症：呕吐，呃逆。

备考：王红芳　针下魁以和降胃气。［浙江中医杂志．1993，28(8)：374］

内中魁

定位：位于手中指掌侧正中线，近侧指节横纹中点1穴，前、后1分处各1穴。左右手各3穴。

主治病症：牛皮癣。

备考：点刺耳部、中指穴治疗顽癣的经验。［浙江中医杂志．1966，(5)：28］

上后溪

定位：位于手背尺侧缘，第五掌骨小头后方掌横纹头，与手尺侧第五掌骨基底钩骨之间凹陷连线的中点。左右手各1穴。

主治病症：聋哑。

备考：《常用新医疗法手册》：上后溪，取法：后溪与腕骨穴之间。主治聋哑。直刺1～1.5寸。

上合谷

定位：位于手背，第一、二掌骨基底前方凹陷处。左右手各1穴。

主治病症：牙痛。

参考：《新医疗法汇编》：“上合谷穴，在‘合谷’穴上1寸……用3寸毫针垂直刺入，得气后将针退至皮下，再沿第二掌骨掌侧向中指掌指关节方向，斜刺1.5～2寸。得气后即可出针。得气时手掌及上肢有酸、麻、胀感，甚至可波及到面部。”

新都穴

定位：在第三、四指间，指蹼背面赤白色交接之中点。

主治病症：眼疾患：急性球后视神经炎、视网膜脉络膜炎，泡性眼炎，原发性青光眼。耳疾患：神经性耳鸣、美尼尔氏综合征、倾听功能紊乱症，特发性暴聋。鼻部疾患：鼻腔变态反应，卡他性副鼻窦炎、原因不明的突发性嗅觉障碍。咽喉神经痛、咽喉异感症、功能性咽失音。

备考：针刺新都穴治验介绍。[北京中医.1992，(3)：33]

上都（扭伤1号）

定位：位于食指与中指指蹼缘，左右手各1穴。

主治病症：肩、背、腰扭伤。

备考：据杂志报道，上都穴治疗急性腰扭伤400例，效果良好。[中国针灸.1986，(2)：24]

疟门

定位：位于手背，第三、四掌指关节前缘。左右手各1穴。

备考：据《江苏中医》介绍本穴可防治疟疾。

第四节 手穴感应点

某些疾病可以通过经络的感传现象反映到手上，当感传行进时，不是匀速行走，而是一个个的停顿点，这些停顿点多在穴位（感应点）处。本节专门介绍手感传停顿点——感应点。

感冒点

定位：位于手掌近桡侧缘，第一掌骨基底内侧后方1寸处。左右手各1穴。

主治病症：感冒，扁桃体炎，牙痛。

备考：《中国人民解放军第七医院内部资料1968》："感冒点，鱼际穴内上1寸处。主治感冒、扁桃体炎、牙痛。"

咳喘点

定位：位于手掌面，食指掌指关节尺侧。左右手各1穴。

主治病症：支气管炎，哮喘，神经性头痛。

备考：《常用新医疗法手册》："咳喘点，掌面食指指掌关节尺侧处。主治支气管炎、支气管哮喘、神经性头痛。"见图2-2。

咽喉点

定位：手背第三掌指关节尺侧缘，左右手各1点。

主治病症：急性扁桃体炎，咽喉炎，三叉神经痛，牙痛。

备考：《常用新医疗法手册》："咽喉点，手背第三、四指掌关节间近第三指掌关节处，紧靠骨膜直刺3~5分，不进骨膜。主治急性扁桃体炎、三叉神经痛、咽喉炎、牙痛。"见图2-1。

颈项点

定位：位于手食指掌指关节背部尺侧缘。左右手各1点。

主治病症：落枕，颈项扭伤。

备考：《常用新医疗法手册》："颈项点……紧靠骨膜直刺3~5分，不进骨膜，主治落枕，颈项扭伤。"见图2-1。

头顶点（一名二号穴）

定位：位于手中指背侧桡侧缘，中指成屈曲位。近侧指节骨与中指节骨的指间关节部。左右手各1点。

主治病症：头顶痛，痛经。

针法：《新医疗法汇编》："二号穴，手中指近端指间关节桡侧缘。主治头顶痛、痛经。"见图2-1。

前头点（一名一号穴）

定位：位于手食指背侧桡侧缘，食指成屈曲位，近侧指节骨与中指节骨的指间关节部。左右手各1穴。

主治病症：胃病（急慢性胃炎，胃溃疡），阑尾炎，四肢关节痛，牙痛，急性踝关节扭伤，前头痛。

备考：《新医疗法汇编》："1号穴，于食指近端指间关节桡侧缘，手阳明大肠经'商阳'穴直后方。主治胃疼、阑尾炎、四肢关节痛、牙痛、急性扭挫伤。"见图2-1。

偏头点（一名小节、3号穴）

定位：位于第四指背侧的近侧指节与中指节的关节尺侧缘，左右手各1穴。

主治病症：偏头痛，肋间神经痛，胆绞痛，耳痛。

备考：《人民军医》："小节，……针 3～5 分深，斜刺，走循于三焦经脉上。重刺激，进针后必须使整个上肢感到酸、麻、胀。"《新医疗法汇编》："3 号穴，于无名指近端指间关节尺侧缘。主治偏头痛，肋间神经痛，肝脾痛。"见图 2-1。

后头点（一名 4 号穴）

定位：位于手小指侧尺侧缘，小指成屈曲位，近侧指节骨与中指节骨的指间关节部，左右手各 1 穴。

主治病症：后头痛，颊痛，急性扁桃体炎，呃逆，脊背痛，腘窝痛，臂痛。

备考：《常用新医疗法手册》：后头点，小指尺侧第一指关节赤白肉际处。小肠经"少泽"穴直后方。主治后头痛、扁桃体炎。见图 2-1。

肩点

定位：食指桡侧，指掌关节赤白肉际处。左右手各 1 穴。

主治病症：肩病（肩周炎）。

备考：《针灸大辞典》："肩点，于针穴位。……可治肩痛。"见图 2-1。

扁桃体点（鱼际点）

定位：在掌面鱼际部，第一掌骨尺侧中点。左右手各 1 穴。

主治病症：扁桃体炎，喉炎。

备考：《新医疗法手册》："扁桃体点（鱼际）掌面第一掌骨尺侧中点。针 3～5 分，针感酸麻至拇指。"

胸点

定位：位于拇指桡侧指关节赤白肉际。左右手各 1 穴。

主治病症：胸痛，吐泻，癫痫。

备考：《针灸大辞典》："胸点、手针穴位。可治疗胸痛、吐泻、癫痫。"

脊柱点

定位：位于小指尺侧掌指关节赤白肉际。左右手各 1 穴。

主治病症：急性棘间韧带扭伤，椎间盘脱出，手术后的腰痛，尾骨痛，耳鸣，鼻塞等。

备考：《针灸大辞典》："脊柱点，手针穴位。……可治疗急性棘间韧带扭伤……"见图2–1。

眼点

定位：位于拇指尺侧，指关节赤白肉际处。左右手各1穴。

主治病症：眼结膜炎，眼睑下垂。

备考：《针灸大辞典》："眼点，手针穴位。在拇指尺侧赤白肉际，可治疗眼痛、眼病。"见图2–1。

牙痛点

定位：位于手掌面，第三、四掌骨小头之间，距指蹼缘1寸处。左右手各1穴。

主治病症：牙痛，下颌关节痛。

备考：《针灸经外奇穴图谱》：位于心包经"劳宫"穴前方。主治牙痛、下颌关节疼。《常用新医疗法手册》："牙痛穴（新穴）……针法：直刺5分至1寸。针感：掌心酸胀。"见图2–2。

胃肠点

定位：位于手掌部，第三、四掌骨间隙之中点与腕横纹中点连线之中点。左右手各1穴。

主治病症：急、慢性胃肠炎，溃疡病，消化不良，胆道蛔虫症。

备考：《常用新医疗法手册》："胃肠点，劳宫与大陵穴连线的中点。主治：急、慢性胃肠炎、溃疡病、消化不良、胆道蛔虫症。"见图2–2。

腰腿点

定位：位于手背，腕背横纹前1寸5分，第二伸指肌腱桡侧1穴，第四伸指肌腱尺侧1穴。左右手各2穴。

主治病症：腰腿痛、腰扭伤。

备考：《常用新医疗法手册》："腰腿点，……主治：腰腿痛、以急性扭伤效果最好。向肌腱下斜刺3～5分，针感麻、酸至指尖。灸3～7壮。"

坐骨神经点

定位：位于手无名指，掌指关节背侧尺侧缘，半握拳取之。左右手各1点。

主治病症：坐骨神经痛，髋关节痛，臀部疼痛。

备考：《针灸经外奇穴图谱》：坐骨神经点（一名九号穴），与经络关系：位于三焦经“中渚”穴之前方。……紧靠骨膜直刺3~5分，不进入骨膜，针感局部痛。

踝点

定位：位于手拇指掌指关节桡侧缘，拇指成屈曲位取穴。左右手各1点。

主治病症：胸痛，踝关节痛，风湿性关节炎。

备考：《常用新医疗法手册》：“踝点　拇指桡侧，指掌关节赤白肉际处。与经络关系：少商穴直后方。紧靠骨膜直刺3~5分。主治风湿或扭伤所致的踝关节痛。”见图2-1。

急救点

定位：位于中指尖，距指甲缘2分许。左右手各1穴。

主治病症：昏迷，各种原因所致的休克。

备考：《针灸大辞典》：“急救点，手针穴位……可急救昏迷。”

升压点

定位：位于手背腕横纹中点，左右手各1穴。

主治病症：各种疾病引起的血压下降。

备考：《针灸大辞典》：“升压点，手针穴位……可治疗各种疾病引起的血压下降。”

退热点

定位：位于手背中指桡侧指蹼处。左右手各1穴。

主治病症：发热、目疾。

备考：《新医疗法手册》：“退热点，手背中指桡侧指蹼处。针2~3分，针感麻酸至指尖。灸3~7壮。”

呃逆点

定位：位于手背面；手中指第二指关节横纹中点。左右手各1点。

主治病症：呃逆。

备考：《针灸大辞典》："呃逆点，手针穴位。……可治疗呃逆。"

腹泻点

定位：位于手背部，第三、四掌指关节向后1寸处。左右手各1点。

主治病症：腹泻。

备考：《新医疗法手册》："腹泻点……针3~5分，针感麻、酸至手尖。主治腹泻。"

疟疾点

定位：位于手掌面，第一掌骨与腕关节结合处，大鱼际桡侧缘。左右手各1点。

主治病症：疟疾。

备考：《针灸大辞典》："疟疾点，手针穴位。在掌面第一掌骨与腕关节结合处，……可治疗疟疾。"

小儿消化不良点

定位：位于掌面，中指第一指关节横纹中点，左右手各1点。

主治病症：小儿消化不良。

备考：《针灸大辞典》："小儿消化不良点，……可治疗小儿消化不良。"

夜尿点（一名肾穴）

定位：位于手心指掌侧，远侧横纹之中央点。左右手各1穴。

主治病症：夜尿多，尿频。

备考：《新医疗法汇编》："肾穴　小指掌面第二指关节横纹上。主治：牙痛、耳鸣、耳聋、腹泻、腹胀、便秘、血尿、尿闭、腰腿痛、慢性附件炎。……针法：找准刺激点后，垂直刺入约0.2~0.5公分，按病情分别施以强、中、弱刺激。禁忌：年老体弱、孕妇、心功能代偿不全者禁针。"《针灸大辞典》："夜尿点……可治疗夜尿多，尿频。"

定惊点

定位：位于手掌面，大小鱼际交接处之中点。左右手各1点。

主治病症：高热惊厥。

备考：《针灸大辞典》：定惊点，手针穴位。……可治疗高热引起的惊厥（小儿多见）。

足跟点

定位：位于手掌部，第三、四掌骨间隙之中点，与腕横纹中点连线分为四等分，近腕横纹四分之一点处。左右手各1点。

主治病症：足跟痛。

备考：《针灸经外奇穴图谱》：足跟点……与经穴关系：位于心包经“大陵”穴与“劳宫”穴连线近四分之一点。针灸：针2~3分，针感抽、麻至指。灸3~5壮。

运动点

定位：位于手掌部，①鱼际上缘。左右手各1点；②鱼际中点（拇收肌），左右手各1穴。

主治病症：小儿麻痹后遗症。

备考：《小儿麻痹后遗症穴位刺激结扎疗法》：“屈拇短肌，运动点位置：鱼际上缘。拇收肌，运动点位置：鱼际中央。……针2~3分，针感麻、酸至指。”

心悸点

定位：位于手掌部，第五掌指关节桡侧缘。左右手各1点。

主治病症：心悸，月经过多，痛经。

备考：《针灸经外奇穴图谱》：“心悸点……针法：针3~5分，针感酸麻至指尖。”

痉挛刺激点

定位：位于手背，每两相邻掌指关节后1寸，每手4穴。

主治病症：手指痉挛。

备考：《针灸经外奇穴图谱》：“痉挛刺激点……针3~5分，针感麻酸至指尖。主治手指痉挛。”

全麻点（一名新5号）

定位：位于手背部，第二掌骨中点桡侧缘0.5公分处。左右手各1穴。

主治病症：手针麻醉。

备考：《针灸经外奇穴图谱》：全麻点与经络的关系：位于大肠经“合谷”穴桡侧0.5分处。作用：为手针麻醉穴。针法：3~5分，针感麻酸至指。

鼻出血点

定位：位于手拇、食指指蹼缘中点，左右手各1穴。

主治病症：鼻衄。

备考：《针灸经外奇穴图谱》：“鼻出血点……针沿第一、二掌骨间横刺1寸5分至2寸。针感麻、酸至拇、食指尖……附记：与‘八关’穴之一同位。”

会阴点

定位：位于手小指背侧桡侧缘，小指成屈曲位，近侧指节骨与中指节骨的指间关节部。左右手各1穴。（心经“少冲”穴直后方）

主治病症：会阴部疼痛，疖肿，肛裂。

备考：《针灸大辞典》：“会阴点……在小指桡侧第一指关节赤白肉际。可治疗会阴部痛。”《针灸经外奇穴图谱》：“会阴点……主治疖肿，肛裂。针法：紧靠骨膜刺3~5分。”

附：手部刺激线

手背刺激线（又称八邪线）

部位：从手背腕横纹上分别沿手背指筋间隙至各手指根部之间的连线。每手四条刺激线，双手共八条。

主治病症：发热，小儿急惊风，高热惊厥，脐风，手背麻木。

〔按〕八邪线为手阳经所布之处，能疏风散邪，清热舒络，点刺八邪线可治疗热症、急症，尤其适用于小儿。

掌中线（又称劳宫线）

部位：自掌后横纹“大陵”穴，通过掌心“劳宫”穴至中指根部的连线。左、右两掌各 1 条刺激线。

主治病症：高热，神昏，心火炽盛，口疮口糜，舌蹇，吐弄舌，咽喉肿痛。

〔按〕劳宫线为厥阴心包经脉所过，功能清心、开窍、泻火。

第三章　手　诊

手诊就是医生通过望、问、切等手段，检查患者手部皮肤色泽、形态、脉络、纹理、及询问病人感觉变化等，从而诊断疾病的一种方法，又叫“手诊”。在中医学中，关于手诊的内容非常丰富，《黄帝内经》中就有翔实的记载，后来，看手纹、看指纹等归于“相学”。

一、望虎口脉络

虎口脉络即小儿食指络脉，在古书里此脉络称之为指纹，小儿指纹分风、气、命三关，第一节指纹以上为风关、第二指节为气关，第三节为命关。诊察时，医生用右手拇指从下向上推小儿食指，观察脉络主病：浮沉主表里，浓淡主深浅。色泽紫红为内热，鲜红多表证，色青主惊风或痛，淡红多虚寒。经络在风关为病轻浅，在气关为病重，在命关为病危重。

二、察爪甲

指甲为筋之余，肝主筋，望爪甲不仅可以测知肝胆病，还可以反映全身的其他情况。正常指甲色泽淡红，平滑光亮，以手压之，放松后血色旋即恢复，表明气血充足，经脉流畅。爪甲色泽变化主病：①白色：爪甲苍白无华、为肝血不足，脾肾阳虚。②黑色：爪甲乌黑者主瘀血而痛，若黑而枯槁者多为凶候。③红色：爪甲红赤多主热，红而紫主热毒炽盛，或风湿化热，痹阻经脉。红紫且暗或绛色为热病伤阴，多发生在热病后期。④黄色：爪甲黄色，多为湿热熏蒸之故，见于黄疸，其色泽鲜明为顺，黯滞者多为久病阴黄。⑤青色：青色多主寒症，瘀血亦可见之，若病久而见爪青。预后不良。

三、诊鱼际络脉

鱼际为手掌大指本节后肌肉之丰满处，手太阴肺经循行于此，为寸口脉的延续，足阳明胃经气血亦随肺经而至于此。故望鱼际络脉与诊寸口脉有相似之处。鱼际部的望诊主要观察其颜色。青黑多寒凝，多疼痛；黄赤多热；淡白无华多血虚。

四、诊五指形态、色泽

健康人五指丰满、圆润、有力，长短搭配比例适当。拇指应圆长，强壮，食指圆秀强壮外形直。中指圆长健壮，指节等长。无名指圆秀挺直。小指细长明直。如指端呈鼓槌型，提示患有呼吸、循环系统疾病。指端呈汤匙型多提示患有糖尿病和高血压。

五、切合谷，阳溪动脉

合谷，阳溪穴归属于阳明大肠经。此两穴处切动脉搏动浮大，主面瘫、牙齿肿痛、咽喉痛等；合谷、阳溪动脉沉，主腹痛、泄泻、便秘等；合谷、阳溪动脉数，主唇口干燥、肛门灼热，大便秘结等；合谷、阳溪动脉迟，主腹病，如肠鸣、大便稀溏、完谷不化等；合谷、阳溪动脉实、主肠痛、腹痛拒按、肠风下血等。

六、切劳宫动脉

劳宫穴归属于厥阴心包经，劳宫动脉浮者，多主胸胁支满，肘臂挛急，丹毒等；劳宫动脉沉者，多主心痛，心中澹澹大动等；劳宫动脉数者，多主心烦、心中痛、掌中热、目黄等；劳宫动脉迟者，多主心痛、心下痞、心中寒冷等；劳宫动脉虚者，多主心下空虚、怔忡、失眠等；劳宫动脉实者，多主神昏、谵语、喜笑不休等。

七、手掌辨病症

正常健康人手掌呈淡红色，色泽光润，掌肉富有弹性。如手掌呈白色，提示肺部出现疾病；手掌晦暗无华，提示肾脏有病变；手掌呈黄色，提示肝脏有病；手掌呈绛红色，提示心火过盛；手掌呈绿色，提示患有脾胃病或贫血；手掌大小鱼际出现片状红赤，为肝掌，多提示患有慢性肝炎、肝硬化；手掌呈土黄色，双侧掌指黧黑，提示可能患有癌症；掌心冒汗，提示可能为神经衰弱；掌心出现瘀血状紫色，掌心肉软，缺乏弹性，手压后迟迟不平复，为危急信号，提示心肾功能衰竭。

附1：观手诊病中的位、相学说与手征

观手诊病属于中医学的望诊范畴。其核心内容就是位、相、气色形态。位是指人体各脏腑器官在手掌和手背上的对应位置，并须遵循男左女右的原则。相就是反映疾病在手的皮肤、手纹上的色泽、形态。精、气、神是维持人体生命活动的动力、源泉，中医称之“三宝”。反映在手掌、手背上，荣润光泽为有气，晦暗枯槁为无气。白色为肺色，白而枯槁主肺病；肝为青色，青而紫暗主肝病；黄为脾虚，黄而黯滞为脾病；红为心色，红而紫暗为心病；黑为肾色，黑而不荣主肾病。

诊手有人总结八法观察气色形态。①浮：气色斑点显现的位置在皮肤很表浅处，说明病在表，病情轻、易治。②沉：气色斑点显现的位置在皮肤较深处，说明病在里，一般表示病较重，慢性病。③淡：气色浅淡，为正气虚弱。④浓：气色深浓，是邪气盛的征象。⑤疏：气色斑点，在反应区稀疏，表示病情趋于康复。⑥密：气色斑点在反应区密集存在，表示病情发展。⑦凸：在手某一区域内，有较周围皮肤凸起的点状形态，一般表现病程长久，若凸起有带尖的，

淡黄色的斑点，中间色重，点状周围边缘不清，则要考虑肿瘤。⑧凹：手的某一区域有较周围凹陷的点状形态，一般表示脏器的溃疡、萎缩或术后疤痕。（《健康》，1992 年第三月号）

附 2：第二掌骨侧速诊法

1973 年，山东张颖清发现了第二掌骨侧的一个新的有序穴位群。尔后张氏在此基础上创建了“第二掌骨侧速诊法”。这里根据他所著《生物全息诊疗法》一书，对这种新的诊法介绍如下。

（一）第二掌骨侧的全息穴位群。根据生物全息律，身体的某一局部都带有整体的全部信息。第二掌骨侧的新穴分布与它们对应的器官分布相一致。第二掌骨节肢的远心端为头穴，近心端为足穴。垂于第二掌骨反映一个倒立的人形。头穴与足穴连线的中点为胃穴，胃穴与头穴连线的中点为肺心穴。肺心穴与头穴连线分为三等份，从头穴端算起，中间两点依次为颈穴和上肢穴，肺心穴与胃穴连线的中点为肝穴。胃穴与足穴的连线分为 6 等份，从胃穴端算起，五个点依次是十二指肠，肾穴、腰穴、下腹穴、腿穴。第二掌骨节肢系统的这些穴位，又称之为第二掌骨侧全息穴位群。见图 3-1。

（二）第二掌骨侧全息穴位所包含的器官。第二掌骨穴位群不仅是穴名所指的部位或器官，而且包括着与这些部位或器官处于同一横截面及其邻近的其他部位或器官：

头穴：头、眼、耳、鼻、口、牙；

颈穴：颈、甲状腺、咽、气管上段、食道上段；

上肢穴：肩、上肢、肘、手、腕、气管中段、食道中段；

肺心穴：肺、心、胸、乳腺、气管下段、支气管、食道下段、背；

肝穴：肝、胆；

胃穴：胃、脾、胰；

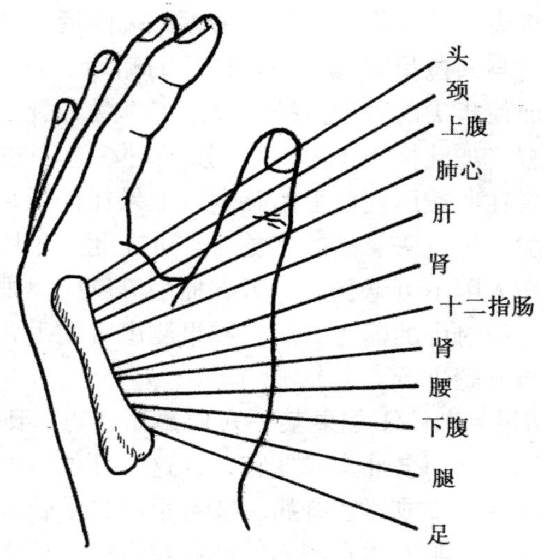

图3-1　第二掌骨全息图

十二指肠穴：十二指肠、结肠；

肾穴：肾、大肠、小肠；

下腹穴：下腹、子宫、膀胱、直肠、阑尾、卵巢、睾丸、阴道、尿道、肛门、骶；

腿穴：腿、膝；

足穴：足、踝。

（三）第二掌骨侧速诊法的具体手法。什么是第二掌骨侧速诊法？就是在上述穴位群中，按从头穴至足穴的顺序，依次按压一次或数次双手第二掌骨侧的各穴，根据压痛点的有无，和位置即可确定人体哪些部位或器官有病无病。这种方法就是第二掌骨侧速诊法。具体方法如下：

测试患者右手第二掌骨时，测试者与患者相对，用右手托起患者右手，患者右手如松握鸡卵状，肌肉自然放松，虎口朝上，测试者用左手拇指尖在患者右手第二掌骨的拇指侧与第二掌骨平行处，紧靠第二掌骨且顺着第二掌骨长轴方向轻轻来回按压，可觉有一浅凹长槽，第二掌骨侧的新穴即分布在此浅凹长槽内。测试者以左手拇指指尖，由远心端向近心端逐个按压穴位，按压时与穴位呈垂直方向，按压时略带方向 30° 角的揉压动作。从而使指尖的着力点抵达以第二掌骨为脊柱位置的小人内脏的位置。如此按压 1～2 次。按压时注意观察患者的表情和询问患者在所按压穴位上的感觉。如果在按压某穴患者有明显的麻、酸、沉、胀、痛的感觉时，可在此穴稍用力揉压或按压，这时病人因不可忍受而躲闪、抽手等反应，则称此穴有压痛点，反应所对应的器官有病。如果测患者左手，则以右手相同的方法与步骤进行。

（四）结果判断：①如果某一穴位是压痛点，则指示此穴所对应的人体上的同名部位或器官，或这一部位所处的横截面上的邻近的其他部位或器官有病。②右手第二掌骨侧穴位压痛反应较左手强，表明人体右侧病重或病在右侧。反之则左侧病重或病在左侧。③压痛点与所对应的脏腑病变密切相关。如肺穴压痛除说明肺脏有病外，还说明与肺相关的皮，鼻有病；肝穴压痛除说明肝有病外，还可以说明眼有病。以此类推。④如果哪一穴不是压痛点，则此穴对应的人体上的相应部位无病。第二掌骨侧没有压痛点则表示全身无病。

附 3：常见病手诊征象

1. 急性鼻炎：手诊征象：在鼻区（中指根部掌指横纹中点略下方），手掌皮肤有浮、白或微红散在的斑点。

2. 慢性鼻炎：手诊征象：鼻区出现凸起的白色，黄色斑点。凸起呈暗黄色，纹理粗乱，多为慢性肥厚性鼻炎。

3. 过敏性鼻炎：手诊征象：在鼻区有大小不规则的暗红色斑点，凸起不明显。

4. 急性咽喉炎：手诊征象：咽部（鼻的正下方）出现灰白色或暗红色斑点，小儿表现明显。

5. 慢性咽喉炎：手诊征象：在咽部有凸起的黄色斑点。

6. 急性扁桃体炎：手诊征象：在鱼际及咽喉部出现暗红

点，严重时出现瘀斑。

7. 急性支气管炎：在支气管手诊区内，有较浮的白色斑点，色淡，呈疏散状，如同点片状的白云一样，为初发期；如点片状的斑点，色浓，发亮或红白相间，或整个支气管区偏红或潮红，为急重症支气管炎。

8. 慢性支气管炎：在气管支气管的手诊区内，皮肤纹理粗而厚，呈黄暗色或暗棕色，整个区凸起。慢性气管炎急性发作时，在上述的手诊上兼见花白或潮红色。

9. 肺气肿、肺心病：除了有慢性支气管炎的手征外，在肺区内亦有一片黄色斑点。心脏区暗青色较明显，手指的尖端有紫绀。

10. 支气管哮喘：在气管、支气管手诊区内，尤其在中下部位，可见有暗青色的凸凹不平不甚明显的斑点，多为过敏反应性疾病，如伴有严重感染时，在上述区域内可有类似支气管炎的手征。

11. 支气管扩张：在气管支气管手诊区的患病一侧，可见到暗红色突起的斑点，为支气管扩张伴有咳血的手征。

12. 肺炎：①大叶性肺炎初起时，在肺的手诊区的患病的一侧，有散在的白色斑点或红白相间，棕色偏红的斑点，与未患病的肺叶区有明显的界线和轮廓；重症肺炎其白点色很浓，或红白相间或暗红色皆很浓、很明显。②小叶性肺炎及间质性肺炎：多见于小儿，在肺的手诊区有以白色为主的或红白相间的斑点，多见于双下肺区的中下段区，并按气管的分布走向，而间质肺炎则没有按气管分布走向的斑点，为全手诊区的斑点。

13. 肺部感染在患病一侧的手诊区可见到白色的斑点或红白相间的斑点，与大叶性肺炎的初起阶段很难区别。

14. 肺结核：在肺手诊区的上 1/3 处，可见到很浓很密的沙砾状斑点，有一个至数个白色的边缘清楚的圆形或椭圆形斑点，为肺结核的早期；斑点呈灰色或红白色，为活动期；合并咯血者，在斑点中间有鲜红色的针尖大小的斑点；如结核钙化可见陈旧的，橘黄色的，老茧似的圆形或椭圆形孤零零的凸起，仔细观看方能找到。

15. 肺癌：在肺及支气管手诊区，有一个非常明显的黄棕色、深咖啡色、深紫色或暗青色边缘不清的凸起斑点，边缘呈锯齿状，好像有根一样。

以上7~15摘自《健康》1993年6月号，第41页。郭子强，气管、支气管和肺的手诊及治疗。

16. 食道癌：在食管区某点，有凸起的暗棕色斑点，也可呈白色或青色、紫色。边缘不清。

17. 胰腺癌：手小鱼际处侧的边际旁靠上处有一棕黄色的斑点或暗青色斑片。

18. 胃癌：胃区有凸起的一个或数个暗红色、棕黄色斑点，形状不规则，根部不清。

19. 原发性肝癌：在手诊肝区有一个凸起的暗青色结节，边缘不清，晦暗无光。

20. 肛管直肠癌：在直肠肛门区有凸起的黄棕色结节，边缘及根部界限不清。

21. 结肠癌：在结肠区出现凸起的红棕色斑点，不规则，界限不清。

22. 胃、十二指肠溃疡：在胃、十二指肠手诊区有一个或数个暗棕色或红棕色的圆形或椭圆形斑点。

23. 肝硬化：在手大小鱼际处有暗红色斑点呈片状，又名“肝掌”。个别患者手上可有一鲜红色痣，有细小尾足，又名“蜘蛛痣”。或在手诊肝区有暗青色斑点。

24. 胆囊炎、胆囊结石：在胆区有白色或白中兼红，或沙砾样斑点。

25. 高血压病：早期高血压多出现淡白而散的斑点，偏红而黄是血压较高，症状较重。

26. 冠心病：冠状动脉凸起，硬化，颜色发暗，形状扭曲。

27. 心绞痛：在心绞痛区凹陷，并有条状凸起的黄棕色斑点。

28. 心肌梗死：在心区有一圆形或椭圆形棕暗色斑点。

29. 心肌炎、扩张性心肌病：在心区或某一部分可见白色、花白色或红棕色斑点。手指甲可发暗或青紫。

30. 风湿性心脏病：心区、鱼际部可见暗青色斑点。

31. 慢性肾炎：单侧或双侧肾区有白色或暗黄色斑点。

32. 泌尿系结石：在肾、膀胱区有凸起的不规则沙砾样斑点。

33. 子宫肌瘤：在阴道区可有凸起的红棕色斑点。

34. 子宫颈癌：在阴道区有凸起不规则的暗青色斑点。

第四章　手穴常用治疗方法

人体是一个有机的整体，在正常生理情况下，保持着动态的阴阳平衡。如果这种动态的平衡被打破，就会出现病理状态。这种病理状态有的可以通过手诊反映出来。手不仅作为一个实在的功能器官与躯体保持密切联系，而且还是一个反映疾病的窗口。反过来说，刺激手上的某一点——穴位、感应区对全身均有影响。用它可以防治疾病，因手穴有其治疗的优点和长处，有些穴位和感应点在治疗上疗效可靠亦被临床实践所证实。且这些点和区，多具有双向调节作用：既可以泻实，又可以补虚。以使阴阳平衡，气血调和，脏腑功能正常，生理机能旺盛。

手穴常用的治疗方法有：针刺疗法（手针疗法）、点刺放血疗法、七星针疗法、艾灸法、按摩推拿疗法、指针疗法、割治疗法、穴位埋线疗法、穴位注射疗法、电疗法等等。这些疗法既有平衡阴阳、调理气血、调整脏腑功能的共同点，又各具特点。现分别介绍如下：

第一节　手针疗法

手针疗法是手穴治疗中应用最广泛的一种治疗方法。手针疗法与耳针疗法、头针疗法相似。都可通过针刺局部的穴位，达到治疗全身疾病的目的。手针与全身其他部位的针刺疗法相同，就是用银或不锈钢制成的细针（毫针）在手部穴位上进行一定的刺激，或用较粗的三棱针在手穴上点刺放血，从而达到治疗疾病的目的。这种方法具有简单、方便、灵验、经济的特点，深受患者的欢迎。

一、手穴进针方法

手部皮肤较厚且松弛，皱折多，皮下肌肉脂肪少，骨质多，皮下神经末梢分布广泛。因此，手部穴位进针较难，且患者痛觉明显。这就要求医生熟悉手部穴位的解剖，针下明了。针刺时用右手的拇、食二指，或拇、食、中三指挟持针柄，左手拇、食二指挟起皮肤，使穴位皮肤充分隆起，然后斜刺或直刺进针。如皮肤松弛皱折多的部位，可用左手拇、食指将穴位部皮肤撑开，再行进针。

二、进针方向、角度和深度

手穴进行的方向为直刺，斜刺，横刺和透刺。

直刺——针身与皮肤呈 90°角，一般针刺较深、皮下肌肉、脂肪较多，或关节缝之间。直刺手穴一般用 0.5 ~2 寸的毫针即可。

斜刺——针身与皮肤呈30° ~60°角刺入，斜刺多适用在掌指关节，指节头、指尖等部位，可用毫针。

横刺——针身与皮肤呈 15°角，也叫沿皮下刺入。术者左手拇、食指捏起皮肤，直刺或斜刺迅速进入皮下，然后再沿要求的角度进针。

透刺——透刺是手针常用针法，具有疗效高、用穴少的特点。透刺要注意进针穴位的解剖部位，把握进针深度，针刺时要询问病人的感觉和注意病人的表情。如合谷透后溪、合谷透劳宫，中渚透液门等。

点刺——用三棱针在指尖或手的其他部位迅速点刺放血，为浅刺法。方法是用左手拇指、食指捏起穴位皮肤、右手拇、食指持针，速刺速去。然后用拇、食二指轻轻挤出几滴血。刺后注意用消毒干棉球擦拭。此法适用于热病，急症。

三、手穴使用的基本手法

手穴使用的手法与身体其他部位的针法相似，只是因手穴多为浅刺，用针宜短，一般 1 寸左右的毫针即可。又因手部皮下神经末梢分布广泛，痛觉明显，宜快速刺入皮下，然后寻觅针感。手部骨质多，进针要明确穴位下部位的解剖。

1. 提插法：在针按一定的角度、方向刺达一定的深度后，用右手拇、食二指捏住针柄，将针反复地上下提插，寻觅针感，直待气至。

2. 捻转法：针刺达到一定的角度、方向、深度时，医生用右手拇指、食指持针，一左一右地来回捻动，频率要快，这是一种为加强针感，催针导气的手法。在此基础上，如捻转数下，再突然放开，拇、食指似飞鸟展翅状，这种手法为凤凰展翅法。

以上两种手法常结合运用，为提插进退捻转法。适用于虎口、手背上某些穴位。

3. 刮针法：进针后，用左手拇、食指轻捏针身与皮肤上，使之固定，右手拇指抵压针柄顶端，用食指或中指指甲由下而上刮针柄；或用右手拇、食指作一环弓状从下向上方向弹针柄，使之振动，从而增强或扩散针感，即弹针刮柄法。

4. 震颤法：进针后，将针在穴位的既定深度内，上下提插，快速捣动，使针身产生震颤，此手法亦称捣针震颤。此手法切忌深捣、猛捣。

四、手针异常情况及处理

手针一般不会出现大的异常情况，但手部皮下末梢神经分布细密，故进针时一般较痛，进针后的感应多为痛、酸、胀、麻、沉等几种。手针的感应和刺激强度要适当，术前做好思想工作，让病人有精神准备，以免晕针。又因手部皮下脂肪少、骨质多，用力要适当，不宜猛插、猛捣，以防弯针、折针。捻转时，不宜用力过猛，须防纤维组织缠绕，以免引起疼痛或滞针。如出现晕针，立即停止针刺，迅速出针，让病人在床上平躺。如昏迷用拇指尖捏掐人中、合谷等穴。出现弯针按着弯针的角度缓缓将针拔出，折针时要采用外科手术取出，防止损伤大的血管、神经，防止局部感染。滞针时，按着捻转的逆行方向缓缓退针、出针。

第二节　点刺放血疗法

十指末梢的穴位如少商、商阳、中冲、关冲、少冲、十宣等穴位，临床上多用点刺放血疗法治疗实证、热证、闭证。有急救、开窍醒神、退热解痉等功能。常用于中风昏迷、惊厥、抽搐、中暑、咽喉痛等病证。

方法：用三棱针或26～28号短毫针，常规消毒后对准所刺穴的部位，快速刺入一分左右，将针身轻轻摆，随即出针。或用小斜口刀在穴位上点刺，刺破皮肤，用拇、食指轻轻挤压，放出血液数滴，然后用干棉球压迫止血。

注意：①要防止感染，针具要严格消毒，皮肤用75%酒精常规消毒，操作时针具要用无菌纱布擦拭。②深度、刀口大小要适当，施术时动作要轻捷，不可用力过猛，避免伤及大的血管、神经。③刺破皮肤后，要轻轻挤压，不可用力过猛，如出血过多，要注意止血。④施术前要使患者用温水洗手，以促使血液循环加快，便于放血。昏迷患者可用热毛巾擦拭后点刺。

第三节　七星针疗法

七星针疗法，是简单易行的外治法之一。它是用七枚六号或七号的缝衣针，依法扎好在筷子、小木棒的一端，或套管头上，露出针尖，在一定穴位和皮肤上轻轻敲打，就能治疗疾病。由于这些针排列成圆形，所以又叫做“梅花针”；由于这种针法，只敲打在皮肤表层，又有人叫它做“皮肤针”。

一、七星针疗法的特点

七星针疗法治疗的疾病很多。内、外、妇儿、五官、神经各种疾患均可应用。如神经性头痛，头晕，头胀，牙痛，失眠，胃痛，胃胀不舒，高血压，风湿性或类风湿性关节炎，腰酸，肢体痉挛麻木，妇科慢性病等。

易学易用是七星针术的又一特点。在懂得针灸、经络、腧穴的基础上，在很短时间内即可掌握，并能应用。但要精通尚需下一番苦功。

本法还有工具简单、经济节约、使用安全的特点。可随时随地进行医疗。

二、七星针的制作和种类

七星针的形式有好几种，但经常用的有套管式七星针，长柄式七星针、莲蓬式七星针，刷帚式七星针四种。制作式样也各有不同。现在市场上有套管式七星针和莲蓬式七星针出售，可以到医疗器械用品商店购买。

（一）制作材料

1. 缝衣针，普通6号或7号缝衣针7根。

2. 线：棉纱团线一个。

3. 套管：套在捆好的七根针外面的一个圆柱形的短管，外形像一个没有铅的短铅笔头。以塑胶为最好，其他如牛角、象牙等材料均可。

4. 小筷子或小木棒。

（二）装置方法

1. 先将选好的七根缝衣针排列成∷形，外面用棉线捆扎，捆线时从针尖捆向针尾。线结扎在针尾部，不要捆得特别紧。

2. 把七根针在玻璃或平板上将针尖轻轻地整平。使七枚针尖成一平面。

3. 待针尖平整后，将线收紧。先将套管上的螺丝帽拧开，将针束放入管中，并使针尖从套管前端露出0.2厘米，再将螺丝帽装上旋紧即可使用。另外，长柄式七星针可用筷子或小木棒，一端插入套管腰部的圆洞中，再将捆好的七枚针自套管后部放入。

三、七星针的操作方法

七星针使用的方法比较简单，只要掌握一些基本要领就可使用。正确的方法是手执针柄，借着手腕的弹力，把针尖轻轻地扣刺在皮肤表面。下针时，针身必须正直，平稳，着力点均匀，不应半边重半边轻。叩刺要连续不断有节奏地进行，提针时的动作要快，当针尖触到皮肤后立刻提起。一般要求，每分钟要叩刺100次以上。

七星针的刺法和针灸是不同的。七星针所用的是浅刺方法，着针的皮肤表面比针刺广泛，它是围绕穴位的一个面而不是一个点。针头也不能像针刺那样深入皮肤或肌肉内部，而是像鸡啄米一样，使七根针尖在皮肤表面一击即起。常用的使用方法有轻刺、重刺、正刺、平刺等不同手法。

轻刺法。就是用七星针在皮肤上轻微的叩打。这种手法适宜高血压、神经衰弱、久病体力衰弱的病人。

重刺法。就是在病人皮肤上叩打时，略用些力，比起轻刺来，稍为重一点，但也以病人能够忍受为适宜。这种手法，一般用于手部皮肤较松，皮下脂肪较多的部位。用于急症，实证。轻刺为补，重刺为泻。

正刺法。这种方法最常用，就是在叩打时采用既不轻，又不重的手法，为平补平泻法。

平刺法。这是一种最弱的刺法，它不用叩打，而是用针尖轻轻地在皮肤上一条一条地沿着划去。这样，虽然没有刺痛的感觉，但也能调整经络，驱散病邪。

另外还有一种手法，为轻三下，重四下，称为轻三重四。为一种补泻手法。叩打手穴一般先上后下，先掌面后背面。

四、七星针治疗时应注意事项

在进行七星针治疗前，应该让病人稍事休息十分钟左右，才开始施用七星针治疗。环境要注意保温，不要使病人受凉，同时，如果是高血压病人，（在高血压危象时忌针），要在安静舒适的情况下施术。取穴要准确，不然影响疗效。七星针的针头及病人须叩打部分的皮肤，都要进行消毒，以防感染。叩打时，要仔细认真，并随时询问病人的感觉。观察表面皮肤红晕以不出血为度。叩打小儿手部穴位，大人要把小孩的手控制好，以免小儿哭闹而影响治疗。七星针法为浅刺法，一般不会晕针，要让病人消除紧张心理。此外，对一些急性传染病，皮肤烫伤、溃疡病等不宜使用七星针疗法。

第四节　艾灸疗法

手穴的艾灸治疗方法和全身其他穴位的艾灸治疗大体相同，在艾灸过程中使用艾条灸较多，因手部穴位不同身体其他部位的穴位那样相对平整，且手部皮肤较厚，灸的时间相对要长。其作用机理亦是通过经络的作用，调整人体生理功能的平衡，而达到治疗和保健目的的一种外治方法。

手穴艾灸疗法的特点：采用穴位不多，而能治疗的疾病却不少，且方法简便，疗效显著。只要用纯净的艾绒制成艾条或艾炷，在一定穴位上重灸就行，既容易学，又容易用，价格也便宜。

艾灸的方法：有艾卷灸、艾炷灸、温灸三种。

1. 艾卷灸：艾卷灸就是用纸包裹艾绒卷成圆筒形的艾条（又称艾条灸），一端点燃，在穴位或患处施灸的一种方法。艾条灸最常用的灸法是悬灸法。悬灸就是艾条距皮肤一定距离，一般1寸左右熏烤，约10～15分钟。或在穴位或应灸烤的部位平行往复回旋熏灸，又称回旋灸。或艾卷点燃后，垫上纸或布，乘热按在穴位上，使热气透达深部，又称实按灸。这些都是艾卷灸的不同方法。

2. 艾炷灸：就是将经过加工纯净的艾绒，制成上尖下圆的圆锥形艾炷，大小随需要而定，一般如苍耳子大小。古时每燃烧1个艾炷为1壮。施灸的壮数，可根据疾病的性质、病情轻重、体质强弱、年龄大小以及治疗部位不同而定。燃烧时病人觉得痛就立即将艾炷钳去，然后再换上新艾炷，再灸。一般灸过的部位，以不起泡为好，如果起泡为瘢痕灸。还可以隔姜灸、隔蒜灸、隔盐灸、隔药物灸（如附子、皂角、葶苈、甘遂等）、隔金属片灸、隔纸或布灸等等。

3. 温灸法：温灸的方法有多种，如温灸器灸，针上加灸、蒸汽灸和铺灸等等。

温灸器灸是利用专门工具施灸的一种方法。温灸器有温筒、温盒、温杯等。针上加灸又名温针灸、针柄灸、针热灸、烧针尾。此灸法是在毫针刺入穴位后留针过程中，在针柄上用艾卷施灸的一种灸法，是针刺与艾灸的结合。艾蒸气灸是将艾叫（或艾绒）适量放入容器内煎煮，然后盛于盆中，用蒸汽熏灸之。铺灸是将艾绒铺在穴位上用热熨斗或热水杯或日光下晒等方法，以患者有温热感为度。

手穴艾灸的穴位和主治病症：艾灸能治疗疾病的道理是容易理解的，因艾炷或艾条在一定穴位上熏灸，会产生温热。前人有“艾能温通十二经脉”的说法。这种温热的刺激，能促使人体血液循环畅通，改善组织代谢，达到治疗疾病的目的。

艾灸常用的手穴为“合谷”可治疗牙痛；“大骨穴”可治疗眼痛（结膜炎）；小骨穴可治疗手关节痛；“中魁”穴可治疗食道癌；“中泉”可治疗腹痛、手痛等。

艾灸时应注意的几个问题：

1. 应根据病人所处的地域、季节、气候和病人的病情、体质如何而因人、因地、因时治宜。《素问·异法方宜论》记载：“北方者，天地所闭藏之域也，其地高陵居，风寒冰冽，其民乐野处而乳食，脏寒生满病，其治宜灸焫。故灸焫者，亦从北方来。”在冬季施灸的时间和次数可以多些，春天秋天可以少些，夏天则更少。一般中等艾炷可灸 3 分钟左右，冬天可多灸 2 ~ 3 壮，夏天可少灸 1 ~ 2 壮。虚证、寒证宜灸；实证，热证不宜灸。

2. 进行施灸时要认真仔细，及时去除艾灰，避免烧灼皮肤，增加病人痛苦。如已溃破化脓，要用生理盐水清洗，涂上凡士林。灸完后注意把火熄灭，以免烧破衣服或造成火灾。

3. 隔蒜灸可治疗呼吸系统疾病；隔姜灸可治疗慢性胃肠炎，腹痛，呕吐等消化系统疾病；隔盐灸可治疗急性胃肠炎、吐泻、四肢冰冷等疾患；风湿、类风湿性关节炎可行回旋灸。

第五节　按摩疗法

按摩是在我国古代“导引”、“按跷”的基础上发展起来的，是人们长期与疾病斗争的结果，是中医学宝贵遗产。起源甚早。至今已有数千年的历史。《汉书·艺文志》中载有黄帝岐伯《按摩十卷》的篇目，因年代久远，书已湮没无存。《周礼注疏》及《史记·扁鹊仓公列传》皆有关于古代著名医家扁鹊应用按摩治病，起死回生的记载。经过历代的风风雨雨，按摩以它独特的疗效被保存延续下来，且为广大群众所接受，随着经济的发展，有越来越多的人求助按摩来治病，保健。

一、手穴按摩的特点

手穴按摩就是在病人手部的穴位上，通过推、拿、按、摩、揉、捏、戳、点、挤、压、抖、捋、托、提、擦等手法，来达到治病或保健的目的。手穴按摩疗法不但医生可以用来治病，而且病人也可以自行按摩，进行自我治疗。有些穴位，通过按摩还可起到养生保健，延年益寿，增强肌体免疫机能，强身防病等作用。由于手穴按摩疗法简单易行，疗效好，可以治疗全身性疾病，应用恰当可以起到意想不到的奇效，且不用任何医疗器具。如能掌握一些常见病的手穴按摩疗法，大有裨益。

二、手穴按摩的作用

手穴按摩推拿刺激的部位虽在人体的表面和局部，但从中医经络学说来看，其作用可以通过经络传递到远端或与其相联系的脏腑，最终作用于全身。按摩究竟起什么作用？从中医的理论来说，按摩具有调整阴阳、疏通经络、理顺气血，通利关节等作用。

有人曾对这种调节功能进行过研究，观察了5例健康成人，用强手法按摩刺激两侧合谷穴和足三里穴，通过脑电图观察，发现在某些应用强刺激手法时，能够增强大脑皮层的抑制过程，这对解释按摩有催眠作用，可用于神经衰弱，是极其有价值的。按摩合谷穴还有促进血液循环，加快组织新陈代谢的作用。有人按摩20例受试者的合谷穴15分钟，结果皮肤温度明显升高（腋下）。可见按摩不但能使局部毛细血管扩张、血流旺盛，皮肤温度升高，而且对肢体远端部位的皮温也有一定影响。这说明，按摩手上的局部穴位，可反射性地调节全身血液循环。其机理可能与中枢神经系统的传导、反射机能有关。

三、手穴常用的按摩方法

（一）掐压合谷法

合谷又名虎口，虎口处常用掐拿、按压等按摩手法。

操作要领：患者取坐位或卧位，手臂自然伸开。术者坐于患者对面，以左手持患者右手，术者掌心朝患者手背、患手呈中立位，用左手拇指按压患肢合谷穴一分钟。此法为按压合谷法。术者拇、食二指对准虎口合谷穴，掐拿一分钟，掐拿时可配合旋转揉动。（图4-1）

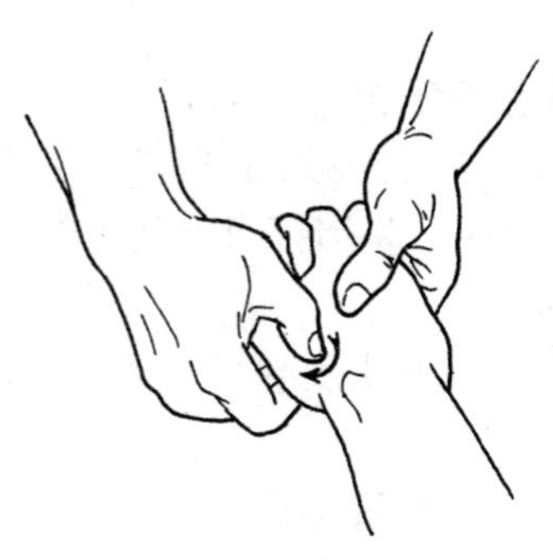

图4-1　掐压合谷法

注意事项：施术之前，必须先运指力——全身力气贯注于拇指，着力于穴位，施术时病人可有麻酸感沿臂上行，穴位不准，此感应小或仅为疼痛。

功效主治：本法主要用于牙痛、疟疾、手及上肢疼痛。也可以作为手指扭挫伤、腕关节劳损等上肢病症按摩前的准备手法。

（二）掐拿八邪法

手八邪，每手四邪，即大都，中都，上都，下都。掐拿八邪是以拇指与食指指腹的对合作用，在患者掌指间掐而拿之。

操作要领：患者取坐位，医生左手持患者手腕，右手拇、食指对准穴位，掐以按压，拿以旋转，掐要刚中有柔，拿需柔中有刚，指下灵活自如，形如指间捻珠，内旋为补，外旋为泻。顺其筋肌为补，逆其肌筋为泻。

注意事项：先以指腹着力，后以指端重掐，指甲要修整圆滑，每部位可分点、按、掐三步进行，穴位正中、左邻、右邻三次操作。只需沿手指顺逆掐拿，不宜横行拨动。

功效主治：本法有活血止痛、通利关节、舒筋活络、散寒祛风等功效。可用于手指麻木、头项强痛、中风偏瘫、肢体屈伸不利、小儿消化不良、落枕等。

（三）捋抖十指法

以拇、食二指指腹对合，从指根捋而抖之至指端，十指依次捋抖，称为捋抖十指法。

操作要领：患者正坐位，医者以左手持病人手腕，右手拇、食指指腹对合，持住病人手指，不要过紧。依拇、食、中、无名及小指的顺序，将诸指自上而下捋抖，捋要疾速，抖以寸劲，连贯自如。

注意事项：操作中手法要灵活，可涂以按摩乳，不宜干扯，也不可太滑。

功效与主治：本法有温通经络，活血散寒通利关节的作用，常用于寒症，如风湿或类风湿所致的关节炎，寒湿所致的手指疼痛、肢体麻木。也可作为全身按摩推拿之收式。

（四）按压阳溪、阳谷法

阳溪穴为手阳明大肠经的经穴，阳谷穴为手太阳小肠经的荥穴。二穴分布在手腕的背部，按摩常采用按压推滚法。

操作要领：术者以右手食、中二指夹持患者拇指近侧节。同时以拇指及食指持握其他四指，向下牵引、以左手拇指置于桡骨茎突处“阳溪”穴、中指置于尺骨茎突处“阳谷”穴。术者以中指按压尺骨茎突，同时将患者手向尺侧偏位，继而将中指放松，以拇指按压桡骨茎突处，同时将患者手向桡侧偏位。术者以左手拇指及中指持握患者腕两侧，以右手向下牵引患者手腕并徐徐向掌侧屈曲腕关节至最大限度，屈腕时，拇指与中指对抗按压推㨰桡骨与尺骨茎突，依此法伸屈患腕 1～2 次。见图 4-2。

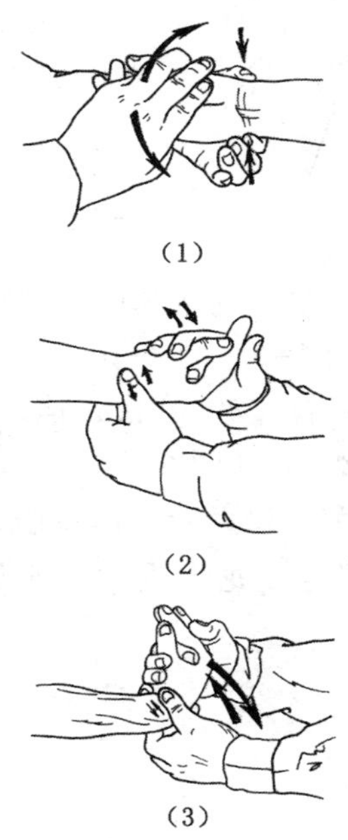

（1）

（2）

（3）

图 4-2　指压阳溪、阳谷法

（1）按压“阳溪”及“阳谷”穴将腕向桡及尺侧偏位

（2）按压推㨰“阳溪”及“阳谷”穴将腕背伸

（3）按压推㨰“阳溪”及“阳谷”穴将腕掌屈

附：小儿常用手穴推拿手法

小儿常用推拿手法为：按、摩、掐、揉、推、运、搓、摇八法。总的手法要掌握持久、均匀、柔和、深透。

小儿手穴常用推拿方法有：

①推脾土：直推拇指指面，或旋推拇指指面，或屈其拇指，沿拇指桡侧缘直推约300次。主治：消化不良、泄泻、呕吐、疳积等。该穴临床最为常用。见图4-3、图4-4。

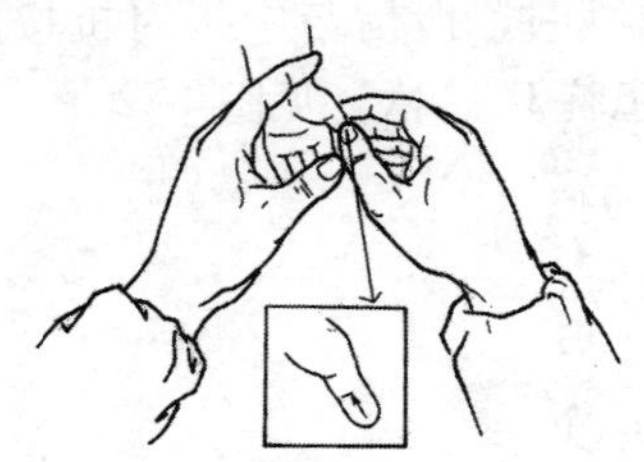

图4-3　直推脾经

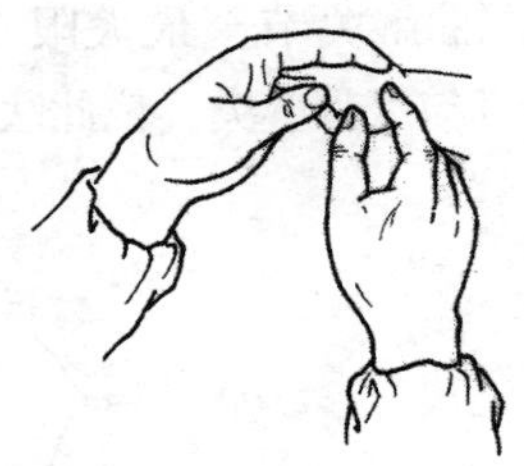

图4-4　屈指直推脾经

②掐、揉二扇门：掐，约3~5次；揉，约30次。主治：惊风，发热无汗。见图4-5、图4-6。

③揉、掐外劳宫：揉，约30次；掐，约3~5次。主治：头痛、腹痛、泄泻、潮热。(图4-7)

另外，还有推三关、退六腑、掐总筋、分阴阳、运八卦、揉二人上马，苍龙摆尾、龙入虎口、水底捞月等手法。见图4-8。

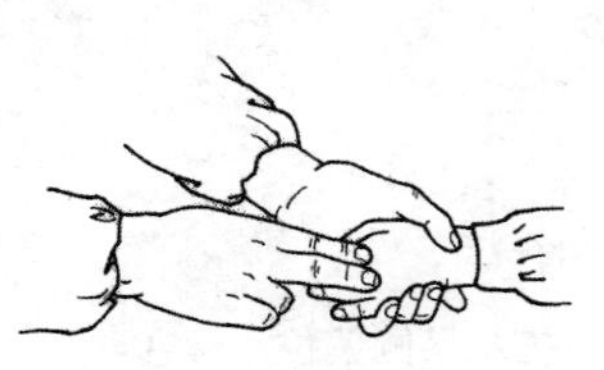

图4-5　揉二扇门

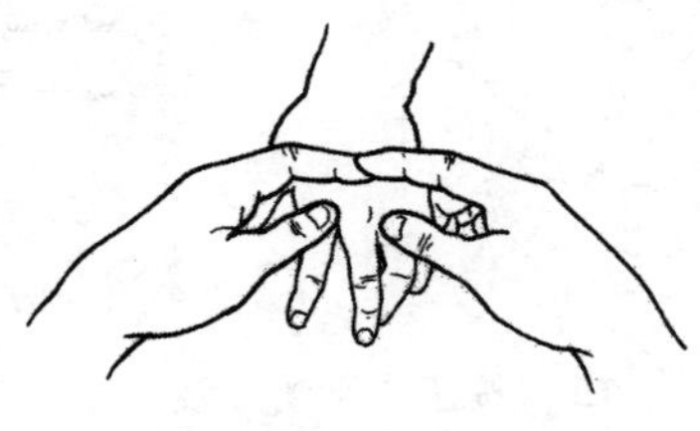

图4-6　掐二扇门

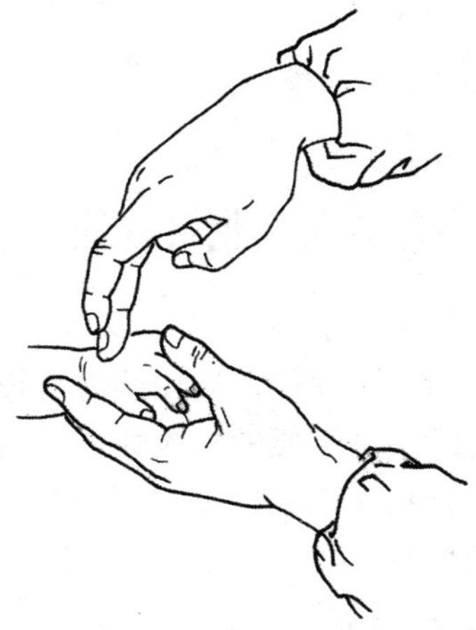

图 4-7　揉外劳

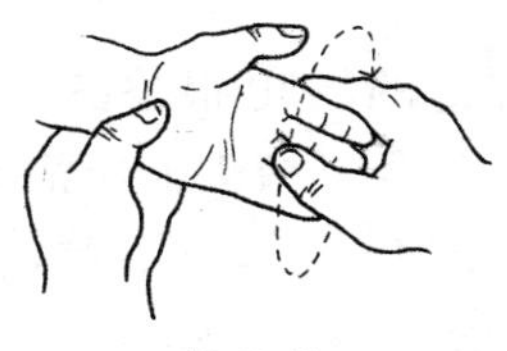

掐总筋

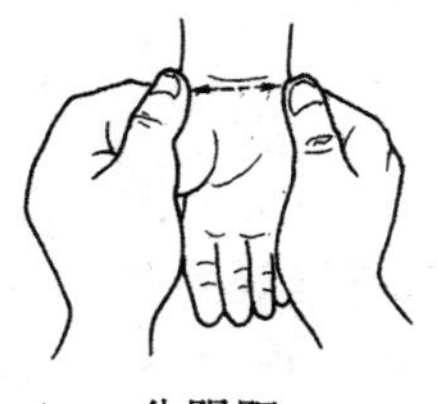

分阴阳

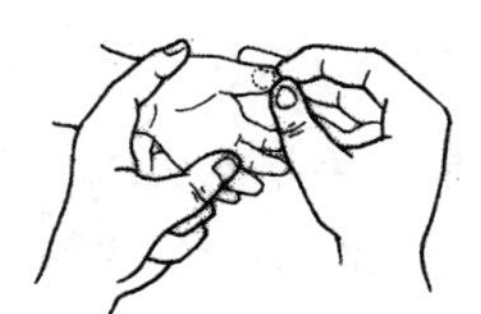

旋推为补

图 4-8　掐总筋、分阴阳、旋推

在手法运用上，又有旋推为补，直推为泻；左揉为补，右揉为泻；左运止吐，右运止泻；缓摩为补，急摩为泻等说法。

第六节 指针疗法

手穴的指针疗法就是医生（旋术者）以手指代替针，在病人手上适当穴位和一定部位，运用腕力和指力的刺激，以达到治疗疾病的目的的一种简便的传统疗法。这种疗法，主要是用大拇指、中指及食指点刺，故又称“指尖点刺法”。

这种疗法不用器具，不用药物，且安全可靠，操作简单，易于掌握，应用广泛，治疗得当疗效迅速。故而各级医务人员均应学习掌握一些常用的指针疗法，以便临床应用。这种疗法，医者应用方便，患者也不需宽衣解带，在田间地头，车间厂房，公共场所，旅途当中可随时治疗。且指针无疼痛，容易被老人、妇女儿童接受。

指针疗法在我国流传的历史很悠久，晋代医家葛洪著《肘后备急方》里就多处记载了指尖掐压治病的经验。用拇指尖掐压“合谷”穴治疗牙痛、头额痛、腹痛等疗效就很显著。掐压“少商”、“商阳”穴可治疗咽喉痛等。

指针的基本手法可分揉、扪、捏、切四种。

一、揉 法

揉法是用手指的尖端、在选定的穴位上，做环形平揉的一种手法。揉动时手指的尖端不能离开所接触的皮肤，手指连同皮下组织一起作一小圆形转动，勿使手指尖与皮肤呈摩擦状态，否则便成了按摩中的摩法。揉法含有揉按之意。

用拇指作揉法时，首先将其他四指作握空拳状。四指尖微屈向掌心，指掌空虚，腕微屈内收。拇指伸直、盖住拳眼。也可将其余四指伸直，使拇指端接触欲揉的穴位。

用中指作揉法时，中指伸直，以中指尖端抵穴位上，食指和无名指的尖端附在中指的远侧指间关节两侧，倒钩状钩向手心。拇指端抵止在中指远侧指间关节的掌面，以辅助中指。

用食指作揉法时，食指伸直，以指尖端抵穴位上，其余四指作握拳状。

每平揉一小圆周为 1 次。每穴位一般以 50 ~ 120 次为标准，约 2 ~ 3 分钟。但次数多少以病情轻重而定。更主要的是对主穴和配穴的时间，应有显著不同。一般病情重，操作时间、次数多，主穴揉的时间长。

关于揉的面积，要根据俞穴的部位而定，皮下脂肪少、揉的面积就小，反之，皮下脂肪多，或皮肤比较松弛的地方，揉的面积则大。揉的范围在施术时可以酌量增减，但手指尖端不能离开穴位中心，否则就失去手法的作用。所以，整个手指的运动范围，恰如画一个圆锥形。以指尖为圆锥顶，指的根部为圆锥底。

二、扪　法

扪法是用拇指或中、食指重按俞穴的一种方法。扪法在临床上应用广泛，常和揉法合并使用。扪按的时间较其他手法为稍长，一般一个穴 3 分钟左右。扪按时病人可感到酸、麻、胀和轻微的有点疼痛，其作用同于针刺的得气。

扪按时必须逐渐施加压力，一般在重扪前，轻轻按揉，不可突然用力。在得气后，亦应慢慢减轻指力，最后停止。一般来说，压法适用于气血不足的虚寒症。

三、捏　法

是用两手指对称捏压穴位的手法。可用拇食二指及拇、中二指，或用拇指和其他各指，上下左右对称地相向用力。借用指压的力量或者在选定的穴位上，用拇指甲稍微地点动。如捏合谷、劳宫穴等。

捏法常与掐法合并应用，称为掐捏法。一般适用于急症，实证。见图 4-9。

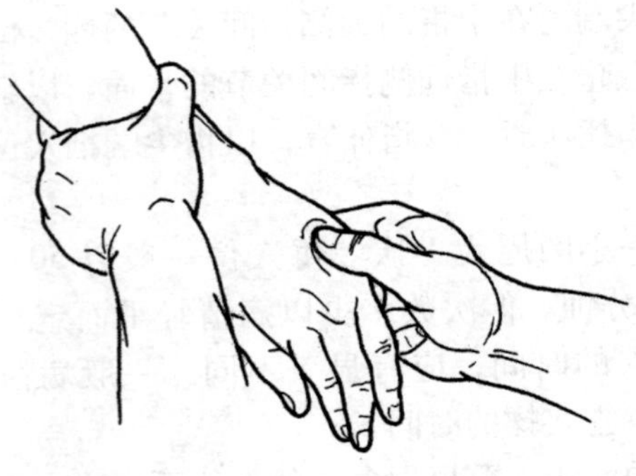

图 4-9　点　捏

四、切　法

切法是用指甲切按穴位或选定的部位，属于单指法。一般用拇指甲切按时，要注意手法的运用，操作前要用酒精棉球擦拭指甲以消毒，切压时指力不要过重，防止切伤皮肤。时间不宜过长，不超过半分钟。本法多用于部位狭窄的部位，如少商、少泽、中冲等穴位。多适应于热症、急症。见图 4-10。

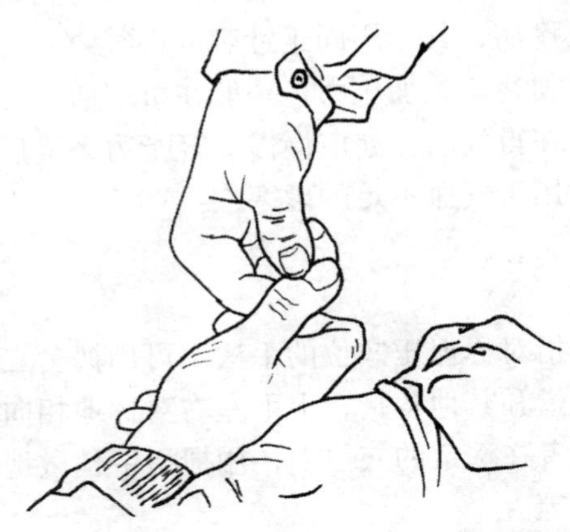

图 4-10　切少商穴

指针手法的补泻：指针施术时，由于手法和用力不同，作用不一样。轻用力刺激能起兴奋作用，叫做补法，一般适用于身体衰弱的虚寒病人和慢性病。重力捏切为重刺激，重刺激能起抑制作用，叫做泻法。故有“轻则补虚，重则泻实”之说。

指针的注意事项：施术者要注意手的消毒，避免交叉感染。注意指甲的修整圆滑，不要过长，过短。过长容易刺伤皮肤，过短，又会影响掐压的效果。还要保持手的温暖（冬天，可用热水浸洗双手），手指太凉就会影响疗效。其次，在进行指针的过程中，要精神集中，随时注意病人的面部表情和面色变化，如不是昏迷的病人，可询问感受如何。如掐压后，病人反而出现面色苍白，手指发凉，额头汗出。应改变手法，轻轻按揉，让病人休息，慢慢适应。

指针的禁忌证：

1. 患有急性传染病，如麻疹、猩红热及皮肤病患者。
2. 原因不明的高热，指针会增加体内的消耗。
3. 过饥过饱、酒醉、劳累过度时不宜指针。
4. 妊娠妇女禁忌指压合谷。

第七节　割治疗法

术前准备：先用肥皂水洗净双手，用2%的龙胆紫在准备施术的穴位或部位上做标记，然后用75%酒精在施术部位扩大消毒，铺以洞巾，戴无菌手套，准备好手术器械。

手术步骤：术者左手握住患者手腕或握住手指，起固定作用。右手持刀，先用刀柄在割治部位上重压2～3分钟后，立即作纵行切口，一般长约0.2～0.4厘米。（根据年龄大小，手术部位而宜）深0.2～0.3厘米。术后压迫止血，待出血停止后，用手术钳将部分纤绒组织或脂肪钳断，或取出部分组织，也可以埋入药线或羊肠线。之后行无菌包扎，5～6天后切口愈合。

注意：手术中要避免损伤神经或大血管，一定要仔细、认真。操作中要严格无菌操作，术后严防感染。勤换药，按时拆线。

治疗病症：割治、埋线可治疗急性扁桃体炎（鱼际部）；割治四缝穴可治疗小儿消化不良。

第八节 穴位埋线疗法

穴位埋线和穴位穿线疗法是把一段羊肠线埋入穴位内或穿入邻近几个穴位下，使之保持较久的刺激以达到治病目的的一种新疗法。它的方法比较简便，对某些功能性和器质性疾病有较好的疗效。目前常用于一些慢性病，如慢性支气管炎，支气管哮喘，胃和十二指肠溃疡，慢性腹泻，小儿麻痹后遗症，遗尿、遗精、阳痿、痛经等。常用的手穴为鱼际、合谷。

一、用 具

（一）穴位埋线用具

一般可用9号注射用针头作套管，以26号的2～2.5寸毫针作针芯（毫针的针身与注射针头等长，剪去针尖后磨平），也可以小号的腰椎穿刺针，但针芯要磨平。此外还须准备"0"～"00"号肠线剪成适当长度和段数，手术剪，无齿镊、弯盆等。

（二）穴位穿线用具

弯形三角缝针、持针钳、手术钳、注射器及针头"0"～"00"号肠线、弯盆、1%普鲁卡因、消毒纱布、洞巾等。

二、操作方法

（一）穴位埋线疗法

1. 选好穴位，用2%的龙胆紫作好标志，穴位局部皮肤按常规消毒。

2. 用无齿镊取剪断的肠线一段置入注射针头的尖端内（不使外露），针芯从注射针头尾部插入，注意不使肠线被推出或露出针尖部。

3. 手握针头根部，快速刺入穴位的皮下，然后缓缓送针到一定深度，待患者有针感后，轻推针芯，将肠线推入穴位，拔出针头，压迫局部片刻。

4. 如在两个附近穴位同时埋线时，可在埋完第一根肠线后，将针头退至皮下，再刺向另一穴位，有针感后，拔出针芯，钳取另一段肠线，从注射针头尾部放入，再用针芯把肠线送入穴位。

（二）穴位穿线疗法

1. 选好进针和出针的穴位，用2%龙胆紫标记，皮肤消毒

2. 穴位皮下注射普鲁卡因作局部麻醉。（皮试后）

3. 用持针钳钳住带有肠线的缝针从第一个进针点刺入，深入肌层后，可利用缝针对肌层作反复的加压刺激约1～2分钟。务使患者有酸胀感，然后在出针处穿出缝针，用血管钳住肠线尾端，来回抽拉几次后，撤去针头，剪去两端露在皮肤外的线头，然后将肠线两端埋入皮肤内，予以包扎。

三、注意事项

1. 严格无菌操作。

2. 术后可局部压迫以止血。

3. 穴位穿线的两端不可露在皮肤外，如发现有异常反应，必要时可抽去肠线或作其他处理。

4. 防止刺伤神经干及大血管。

5. 如用丝线穿线，须在一个月后抽去丝线。

第九节　穴位注射疗法

（一）治疗方法

1. 体位：手穴的穴位注射，体位一般不受限制，以便于取穴为好，根据所患疾病选取穴位的部位，用不同的适宜体位即可。对于老年人和小孩，以及身体虚弱和既往有晕针史者，

以卧位为宜。

2. 注射方法：按一般肌肉注射要求，先将药液抽入注射器内，根据所取部位，选择较小号针头。穴位处皮肤先以2%碘酒消毒，再用75%酒精揩净，右手持针快速刺入，上、下缓慢提插，待病人有酸、麻、胀感后，回抽无回血即可将药物慢慢注入。

3. 疗程：一般以5~10天为一疗程，如未愈，可连续或休息3天再行第二疗程。急性病疗程应短，有的1~2次即愈。慢性病疗程长，穴位可交替轮换取之。

（二）注意事项

1. 要熟记穴位，以便准确地将药注入穴位内。注意穴位下解剖部位，避开血管、神经。

2. 穴位处消毒要严格，一定要先用碘酒消毒，再用酒精脱碘，然后注射。注射器要选用一次性注射器，以免发生感染。

3. 进针后，要寻觅针感，待病人有针感时再注药。

4. 推药前必须回抽一下，如无回血才可注药，以免注入血管内发生意外和影响疗效。

5. 注意作过敏试验，一些药注射后可发生过敏反应或过敏性休克，如青、链霉素。普鲁卡因的应用也最好作皮试。

第十节　手部直流电疗法

直流电疗法分类：

1. 并置法：将两个8厘米×12厘米的电极分别置于肩上及手掌上，电流强度6~12毫安，每次治疗20~30分钟，每日1次，2周为1疗程。

2. 水浴法：将一个宽5~6厘米的袖口形电极围绕前臂中段，手浸于装有含盐5%的淡盐水中，电流强度8~12毫安，每次治疗15~25分钟，每日1次，2周为1疗程。

3. 对置法：将两个8厘米×12厘米的电极分别置于手背

和手掌，注意勿使两电极相接触，以免发生短路。电流强度8～10毫安，每次20～30分钟，每日1次，2周为1疗程。见图4-11。

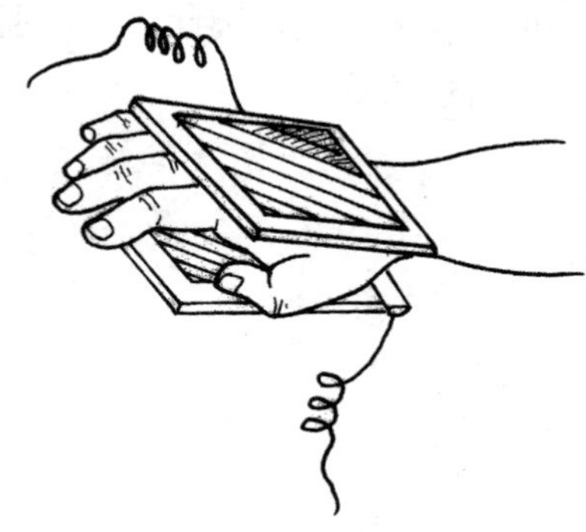

图4-11 手部直流电疗法
（对置法）

4. 穴位离子导入法：将直径1厘米左右的圆形电极置于穴位上并衬以药垫。选穴方法参照手穴取穴方法，辅电极置于相应部位，电流强度以病人能耐受为度，每次治疗10～20分钟，每日或隔日1次，15～20次为1疗程。

直流电作用：

1. 使血管舒张。直流电有明显的血管舒张作用，这种血管舒张反应在阴极下更为明显，在直流电作用下，感觉神经末梢和血管壁上的感受器受刺激，通过反射作用使末梢血管舒张。直流电引起血管舒张，还和组织胺释放有关。由于直流电使血管舒张，促进血液循环，因而可加速代谢产物的排除，这有利于慢性炎症消散，疼痛减轻。

2. 调整神经系统和内脏器官的功能。在直流电的影响下，中枢神经系统的功能得到调整，由紊乱变为正常，对植物神经功能也有促进平衡作用，并有双向调节作用。进而对内脏平滑肌影响，调整脏器功能。

3. 改善机体的组织代谢。在直流电作用下，机体的组织代谢增强。这是因为直流电能促进局部血液循环和改变细胞膜的通透性。由于电解和电渗的作用，细胞膜变疏松，通透性增强，致使物质经膜的通透性增快，代谢加强。这就有利于改善局部营养，加速病理产物的移除。因此，可以通过手穴的直流电影响来治疗一些全身性疾病。

第五章　常见疾病的手穴治疗

第一节　内科病证

一、感　冒

〔概述〕感冒，又名普通感冒，俗称伤风，是由病毒引起的上呼吸道炎症，极为常见。本病初起多以鼻塞、流涕、喷嚏，喉痛开始，或先有全身轻度的酸痛不适，微热，体温一般不超过38℃，如继续发展，可累及喉部、气管、及支气管而引起这些部位的炎症，临床出现咳嗽，声音嘶哑，咽喉红肿疼痛，热度增高，并常伴有结膜充血，流泪，头痛等症。有时可有消化道症状。普通感冒应与流行性感冒、上呼吸细菌感染、腺病毒以及麻疹、百日咳等前驱症状相区别。

〔手穴治法〕

（一）针刺疗法

方法1：

选穴：合谷、十宣、少商、尺泽。

主穴：合谷。

配穴：高热配十宣点刺放血。

咽痛配少商。

咳嗽配尺泽。

操作：穴位皮肤消毒后，用28号毫针，合谷穴直刺0.5~1寸，针感可传至食指尖，得气后轻微缓慢捻转约1~2分钟，留针15~20分钟，每日1次。

病例：郭某，女，23岁。1993年11月13日就诊。主诉发热，咽痛，头痛，鼻塞2天。测体温37.8℃。恶寒无汗，咽红，扁桃体稍大。诉曾服A、P、C及先锋Ⅳ号抗生素等药，热退后体温又升，自觉身体倦怠，不思饮食，且头痛、咽痛加重。遂取针予以针刺，用28号毫针，对准合谷，直刺1寸左右，提插捻转1分钟，并点刺双少商。合谷留针10~15分钟，少商不留针。针后微汗出，头痛、咽痛明显减轻，测体温37.2℃。第二天上症悉减，咳嗽较多，又加刺尺泽，未再服药而愈。

按语：合谷为手阳明大肠经之原穴，上接肺经，下连胃经。外感风寒或风热上受，首先影响到肺，而出现上呼吸道症状。肺胃有热，热毒上攻，而出现头痛、咽痛。泻阳明大肠经原穴合谷，是治疗感冒发热的有效穴位。

方法2：

选穴：感冒点。

操作：用28~30号毫针，常规消毒后，直刺0.2~0.3寸。得气后，提插捻转1分钟，用泻法，行针10~15分钟。

资料：据中国人民解放军第七医院介绍，感冒点主治感冒、扁桃体炎、牙痛，效果好。

（二）艾灸疗法

选穴：合谷。

操作：用温水洗净虎口部皮肤，把一圆锥状艾炷放于虎口合谷穴上，点燃圆顶锥点，慢慢燃烧，病人自觉有一种温热感，待艾炷烧至皮肤灼痛时去掉，艾灸3~5壮。亦可切直径3厘米，厚0.3厘米大小的生姜1片，如患者觉太热不能忍受时，可再切0.1厘米厚姜片垫在下面。每次可灸15~20分钟。

按语：感冒有风寒、风热之分，本法主要适用于风寒感冒。艾可温通十二经。艾灸可驱太阳之表邪。

（三）点刺放血疗法

选穴：少商。

操作：用细三棱针或粗毫针，常规消毒后，对准穴位，快速刺入，轻轻摇摆1~2下，迅速出针，医者用拇、食指轻轻挤出3~5滴血。然后用消毒干棉球擦拭。

按语：点刺井穴放血，对急性外感热病疗效显著已被公认。对感受风寒时邪所致的普通感冒和时行感冒疗效亦佳。

（四）点穴疗法

选穴：感冒点、肺穴、鱼际。

操作：用拇指指尖点按患者以上穴位，以出现酸、麻、胀为度。每穴点按10数次。如鼻塞、流涕可用艾灸或香烟灸。头痛、身痛可配合掐揉太阳、合谷、曲池、委中等穴位。

（五）穴位注射疗法

选穴：鱼际。

操作：将维生素C 500毫克/2毫升，注入双鱼际穴，每日1次，3天为1疗程。亦可配合耳穴，每穴0.1毫升注入肾上腺、皮质下。

资料：《穴位注射疗法》载：郭同经用维生素C穴位注射鱼际穴，治疗各种类型感冒，效果肯定，一般3次治愈。

按语：鱼际乃肺经荥穴，用以清肺止咳，加耳穴肾上腺，能退热、消炎、抗过敏，配皮质下镇静止痛。维生素C能促进内皮细胞产生抗体，以增强人体抗病能力，穴位注射可起到针刺和药物治疗的双重作用。

二、支气管哮喘

〔概述〕支气管哮喘是机体对抗原性或非抗原性刺激引起的一种支气管反应性过度增高的疾病。其临床特点是反复发作的、伴有哮鸣音的呼气性呼吸困难。持续数分钟至数小时或更长时间，据有关文献报道，我国局部地区调查发现发病率高达5.29%。可发生于任何年龄，但12岁以前开始发病者居多，约20%的病人有家族史。好发于秋冬季节，春季次之。

本病属中医哮证范畴，多为时邪外袭痰饮伏肺；或饮食不慎，烦恼等精神因素；或对某种物质过敏而诱发。认为痰气搏击于气道，是支气管哮喘发病的基本病理。

哮喘反复发作，可并发慢性支气管炎和阻塞性肺气肿，进而发展成肺源性心脏病，成为痼疾。本病的治疗应重在预防发作。

〔手穴治法〕

（一）针刺疗法

选穴：合谷、少商、鱼际、三间、手无名、咳喘点。

操作：未发作时以补虚，调理肺功能为主。可选合谷、鱼际、咳喘点、三间。并配合体穴肺俞、关元针刺或针灸。发作时，取以上穴位，左右手交替扎针，每日1次，7~10天为1疗程，可配合天突、合谷以平喘。

按语：支气管哮喘常反复发作，且冬春易发，可采取冬病夏治，重在预防发作。哮喘发作而体质较强，可针刺以平喘、缓解支气管痉挛，若系久病体弱、合并肺心病、心功能衰竭、肺通气灌注功能低下，则不宜施针。

（二）七星针疗法

选穴：少商、太渊、列缺。

操作：循手太阴肺经少商、太渊至列缺、用啄刺法，每分钟100次左右。从少商至列缺，再从列缺至少商来回反复进行。每次不少于20分钟，每日1~2次，7~10天为1疗程。可用于支气管炎的休止期，预防哮喘发作。

（三）埋藏疗法

选穴：掌1号（食指第一节指腹正中）

操作：①肾上腺组织穴位埋藏法：取猪、牛、马等肾上腺，去包膜切成高粱粒大小，在2℃~4℃冷藏7天，经高压消毒后低温保存备用。于选定穴位皮下，埋入备用的肾上腺素1小块，2周埋藏1次。②鸡内金埋藏：用热水泡软鸡内金，切成所需要的形状，用生理盐水或淡盐水煮沸15~20分钟备用。亦可先高压灭菌，再用生理盐水泡胀，置入75%酒精中备用。③埋羊肠线：局部皮肤常规消毒，用1%普鲁卡因局部麻醉（或用1%的利多卡因），用三角针穿0号或1号铬制肠线在标定好的穴位上穿刺，并将羊肠线埋入皮下，或手术切开，置入穴位对应的皮下。（《全国中草药新医疗法展览会资料选编》）

（四）指针疗法

选穴：肺穴、合谷、咳喘点。

操作：让患者取坐位，手自然立放在桌面上。医者拇指指尖对准穴位，食指在对应的手掌侧。点按一松一弛，点按时患者有酸、麻胀感，两穴交替进行，每穴点按5分钟，每日点按2~3次。发作时重点，平时轻按。

（五）穴位注射疗法

选穴：合谷、定喘、列缺。

药物：胎盘组织液、0.1%肾上腺素溶液。

操作：取以上穴位，按常规肌肉注射方法。每穴注射胎盘组织液1~2毫升，每日1次，10次为1疗程。哮喘发作时，在定喘穴注入0.1%肾上腺素溶液0.1毫升。（定喘在第七颈椎旁开2寸处）

（六）推拿疗法

选穴：肺经、脾经、肾经、合谷。

操作：采取旋推或直推方法，向指尖方向直推肺、脾、肾三经，每经约推200次，自指尖向上直推100次。每穴掐按3~5次，多用补法。亦可配合掐合谷、外劳宫。

（七）按摩疗法

选穴：合谷、外劳宫、少商。

操作：合谷、外劳宫采取按揉法，操作时，医者用拇指和食指端，对准穴位和穴位对应的部位，先以拇指端按、揉20~30次。然后以拇指、食指对拿10~15次。少商采用掐揉法，操作时，以手拇指甲尖，对准病人手拇指甲根部少商穴处，先掐3~5次，后揉20~30次，揉动方向不拘。

〔手穴治萃〕

1. 针刺鱼际穴治疗支气管哮喘200例［刘泽光．中国针灸．1985，（1）：4］

治疗方法：①取穴：鱼际穴。②刺法：每次针一侧，每日1次或每发作时针1次，左右鱼际穴交替使用。刺时针尖向掌心斜刺，深度5分左右，出现针感后留针20~30分钟，留针期间每隔5分钟捻转行针1次。针刺10次为一疗程或每发作时针刺。疗效：在200例中，基本痊愈37例，显效92例，有效者 68 例，总有效率 98.5%。其中远期有疗效的（痊愈 + 显效）129 例。

2. 穴位割治埋线治疗支气管哮喘 102 例远期疗效观察［陈远存，何建猷．中西医结合杂志．1985，(10)：627］

采用穴位割治加埋线治疗本病 102 例。治疗方法：分别取掌 1 穴（食指第 1 节指腹正中，男左女右）和膻中穴，常规消毒皮肤，铺巾，纵切口 1 厘米，深达皮下，剪除部分皮下组织，闭合止血钳伸入切口达骨膜面，来回捣动数次加强刺激，然后埋入 1 号医用羊肠线两段；每段 1 ~ 2 厘米，包扎切口（必要时缝合一针，6 天拆线）。治疗效果：经 10 年以后随访观察，临床治愈 20 例，显效 34 例，好转 29 例，无效 12 例，复发 7 例。

三、急性咽喉炎

〔概述〕急性咽喉炎，是急性咽炎和急性喉炎的并称。本病多在上呼吸道感染的基础上，有接受烟酒、物理化学因子刺激，用声过度等病史，出现喉部干痒，声嘶或失音。可伴有全身不适、发热等。

〔手穴治法〕

（一）点刺放血疗法

选穴：少商、十宣。

操作：用 28 号或 30 号 1 寸毫针，直刺，用泻法约 1 分钟左右，留针 15 ~ 20 分钟，至患者疼痛明显减轻或消失，吞咽疼痛亦明显减轻时，将针取出，并放血 3 ~ 5 滴。

（二）针刺疗法

方法 1：

选穴：合谷。

操作：取双侧合谷穴，直刺 0.5 ~ 0.8 寸，采用泻法，留针 15 ~ 20 分钟。留针期间可运针 1 ~ 2 次。

方法 2：

选穴：中渚。

操作：用 28 号 1 ~ 1.5 寸粗毫针，进针稍向上斜刺，待得气后，运针30分钟。每日1次。对急性咽喉炎所致的咽痛有效。

（三）割治埋线疗法

选穴：鱼际。

操作：按穴位割治埋线疗法操作，埋入2~3厘米羊肠线一根。割治时注意无菌操作，注意止血，用血管钳夹除少许皮下脂肪。术后严防感染，勤换药。

（四）艾灸疗法

选穴：咽喉点。

操作：用艾条熏灸咽喉点，离穴位部皮肤一寸左右，点啄熏灸，每日1~2次，每次15~20分钟。主治感受风寒引起的咽痛，呼吸困难，伴全身寒热者。

四、头 痛

〔概述〕头痛是许多疾病过程中常见的自觉症状。中医认为：外感六淫和内伤七情均可引起头痛。风、寒、暑、湿之邪外袭，清阳蒙蔽，或痰浊内生，瘀血阻滞；或肝气、肝阳上扰；或气虚清阳不升；或血虚、脱髓、失荣等为头痛的主要病因病机。

现代医学认为，产生头痛的原因很多，大致可分为颅内疾病和颅外疾病两大类。颅内病变如颅内感染性疾病：如脑膜炎、脑炎，中毒性脑病、脑脓肿、脑寄生虫病；颅血管性疾病：如脑出血，脑栓塞，高血压脑病，脑供血不足脑血管畸形等；颅内占位性病变：脑肿瘤，颅内转移瘤等；颅脑损伤性疾病：脑震荡，脑外伤后遗症等。另外头痛性癫痫，腰穿及腰麻后引起的头痛等。颅内病变有额窦炎、上颌窦炎、牙病、耳病、颈部疾病、鼻咽部炎、眼部疾患等五官科疾病，三叉神经痛，以及全身感染、中毒、中暑、心血管疾病、神经衰弱、癔病等都可引起头痛。

〔手穴治法〕

（一）针刺疗法

方法1：

选穴：合谷、中渚、后溪、太冲。

操作：手穴与体穴相配。头顶痛多为厥阴头痛，针太冲、百会；颞部头痛多为少阳头痛，针中渚、率谷；前额痛多为阳明头痛，针合谷、解溪；枕部疼痛针后溪、风池。手法以捻转为主，先用小幅度轻轻提插，找到针感后再作持续运针，根据头痛程度，可捻转 5～10 分钟，运针 30 分钟。

方法 2：

选穴：列缺。

操作：用 30 号 1.5 寸毫针，针头向肘部斜刺 0.5～1 寸，针感可向下传至拇指，向上传至肘部，得气后，拇指向后轻微缓慢捻转约 1 分钟。至患者头痛明显减轻或消失，留针 15～20 分钟。可治疗偏正头痛。治疗时让患者活动颈部。

按语：列缺为头、项痛治疗要穴，可治疗头颈部疼痛、活动不便等。

方法 3：

选穴：液门。

操作：用 28 号或 30 号毫针，进针 0.3～0.5 寸，得气后采取重插轻提手法，使针感上传。

资料：据南京中医学院李美琪、胡葵报道，针刺液门穴治疗肝胆火盛的少阳头痛有效，共观察 10 例。

病例：王某，女，54 岁。1989 年 11 月 13 日来诊。主诉：头痛 10 余年。患者 10 年前因儿子车祸受刺激，引发头痛。呈阵发跳胀痛，时轻时重，经用中西药物，久治未愈。伴心烦、急躁，夜寐不实，口干，纳谷尚可，苔薄黄，脉弦细。属肝郁化火，循经上扰。用液门穴 1 次见效，针后当天只痛 1 次，先后共针 4 次，头痛消失。

（二）穴位注射疗法

选穴：合谷、全头痛点。

操作：按穴位注射疗法，对偏头痛采取缪刺法，左侧头痛取右侧合谷穴或全头痛点，右侧头痛取左侧。药物可选普鲁卡因、鲁米那等。亦可于普鲁卡因中加入维生素 B_{12}、维生素 B_1 穴位注射。如系两侧头痛和全头痛，左、右手穴交替应用，将药分别注入，每日1次，10天为1疗程。

（三）七星针疗法

选穴：健理三针、手八邪、全头痛点。

操作：医者右手持七星针针柄，左手握住患者手指尖部，对准以上穴位部皮肤叩打，每分钟叩打100次左右，以穴位部皮肤不出血为度。每日叩打1次，10次为1疗程。可治疗气虚头痛、血虚头痛和肾精不足所致的头痛头晕，失眠等症。

（四）点穴疗法

选穴：合谷（双）、列缺（双）、前头点。

操作：使患者用温水洗双手后，平放在桌面上，医者用拇、食指端，分别点压以上穴位。点压时令患者闭目，身体放松，每穴点压半分钟左右，反复点压数次。可以治疗各种原因引起的头痛。

〔手穴治萃〕

1. 手掌穴位封闭治疗顽固性剧烈头痛［李忠良．中西医结合杂志．1986，6（1）：48］

作者自1978年以来采用手掌穴位封闭治疗偏头痛9例，丛集头痛6例，三叉神经痛2例，共计17例。治疗方法：根据中医缪刺理论，左侧头痛取右手掌，右侧头痛取左手掌，全头痛取左右手均可或双掌。封闭部位皮肤常规消毒后，取2%普鲁卡因4毫升（先做过敏试验），用6号注射针头，从掌面距第4、5指间联合近心端2厘米处进针，针头与手掌呈45度角向近心端封闭，进针3厘米深，边进针边推药，将药液均匀地注入4.5掌骨间的软组织中。除局部有暂时性麻木外无其他不适，如一次不愈，可重复给药。作者认为，本疗法能立即止痛，解除患者的痛苦，治疗17例顽固性剧烈头痛，12例1次治愈，其余5例又分别经过2~5次重复封闭治疗后痊愈。

2. 针刺四关穴为主治疗头痛391例［王玉明．中国针灸．1992，（2）：20］

资料：391例中男性107例，女284例；年龄最小者13岁，最大75岁；病程最短半月，最长达21年。阳明头痛（前头痛）93 例，少阳头痛（偏头痛）113 例，厥阴头痛（巅顶头痛）44 例，太阳头痛（后头痛）81 例，两个部位以上痛（含全头痛）60 例。本组病例均经各种有关检查排除脑肿瘤、癫痫、脑损伤及五官科疾病。

方法：取四关穴（合谷双，太冲双），阳明头痛配印堂（或印堂透攒竹），少阳头痛配太阳（或太阳透率谷），厥阴头痛配百会，太阳头痛配风池（或透刺风池），全头痛则加刺印堂、风池；两个部位并发者，则同时针刺相应部位的配穴。针刺时，先用 26 号 2 寸毫针快速刺入皮下，得气后，行提插捻转手法，使针感向四周扩散或沿经传导，强度和频率以患者能耐受为度。再选 26 号 1～2.5 寸毫针针刺配穴，得气后行捻转术，使局部产生明显的酸、麻、胀或向周围扩散等针感。留针 25 分钟，其间用双手如上法循环行针 1 次。每日治疗 1 次，10 次为 1 疗程。

结果：痊愈：针治后，头痛症状完全消失，能参加正常工作，并观察半年未复发者 293 例，占 74，94%；显效：针治后，头痛症状基本消失，能坚持正常工作，并观察半年未加重者 67 例，占 17.14%；好转：针治后，头痛症状有不同程度的消失，发作次数减少者 23 例，占 5.88%；无效：针治后症状无变化者 8 例，占 2.05%。总有效率为 97.95。

五、呃　逆（膈肌痉挛）

〔概述〕呃逆又称膈肌痉挛，俗称打呃。是因为膈肌突然受到冷饮、冷食、冷气或辛辣刺激而产生痉挛。亦可继发于消化道、心血管疾病过程中。中医认为本症为肺胃之气上冲咽喉。轻者可不治自愈，重者可昼夜不停，持续数天或数月，严重影响饮食和睡眠，不利于疾病的恢复，故应积极治疗。

〔手穴治法〕

（一）针刺疗法

方法 1：

选穴：太渊。

操作：常规皮肤消毒后，避开桡动脉，用28或30号毫针直刺0.5寸，提插捻转3~5分钟。留针15~20分钟。

方法2：

选穴：呃逆点（又名中缝穴）。

操作：常规消毒后，用28号或30号1寸毫针，针尖向上斜刺进针，深近骨膜，反复捻转约1~2分钟，至呃逆停止后，每5分钟捻转1次，留针30分钟。

按语：据《单穴治病选萃》、《针灸经外奇穴图谱》等资料介绍，针刺呃逆点，确实可起到很好疗效。主要对膈肌突然受到异常刺激而发生的呃逆效果较好。如久病重病过程中出现呃逆，往往预后不良。呃逆治疗也难以奏效。

（二）点穴疗法

选穴：少泽。

操作：医者用拇、食指捏住患者小指，拇指对准穴位。力量由轻到重。成人可用指甲顶压，病人感到酸麻胀。每日数次，可作为发作期的辅助治疗或预防呃逆发作。

（三）点刺放血疗法

选穴：鱼际、少泽。

操作：常规穴位部皮肤消毒后，医者用拇指揉鱼际及少泽穴位处皮肤数次，使脉络显现，然后用三棱针快速点刺出血。用拇、食指轻轻挤压，放几滴血，用干棉球擦拭干净。

资料来源：据陈国献报道，指压和点刺放血疗法治疗呃逆效果较好。[四川中医.1990，(8)：25]

〔手穴治萃〕

五输穴平呃逆。病案举例：顾某，男，70岁，退休工人。呃逆5天，曾用中西药物治疗效果不显。呃逆频作，声高有力，胸闷不适胁肋作胀，夜寐难眠，纳食不香，大便干燥，解而不畅，口干口苦。舌质淡红，舌苔薄黄，脉来弦细。证乃肝火犯胃，胃气不和，逆气上冲。拟法清肝和胃，理气畅中。取双太冲，双神门。太冲施以泻法，神门用平补平泻法，每日1次。首次针毕，呃逆大减，2次后呃逆停止，其他诸症亦随之而瘥。

按语：本例属肝火旺盛，胃失和降。故其治疗取足厥阴经输穴太冲清火泻肝，和胃理气。呃逆之症每每不能令人自制，致眠差心烦，取手少阴经输穴神门养心安神、平呃止逆。现代医学认为呃逆乃膈肌痉挛所致。根据经脉循行，心、肝二经皆通膈肌，二穴相伍，直达病所，解除膈肌之痉挛。［董自安．江苏中医．1992，（3）：26］

六、胃　痛

〔概述〕胃痛是以胃脘部近心窝处经常疼痛为主症。胃痛的发生常因饮食失调、脾胃虚弱、情志刺激等因素引起。临床特点是胃脘部疼痛或伴有恶心，呕吐，泛酸，嘈杂，不思饮食，腹泻等。分别与西医学的急慢性胃炎、胃及十二指肠溃疡、胃痉挛、胃黏膜脱垂、胃神经官能症等相类似。

〔手穴治法〕

（一）针刺疗法

方法1：

选穴：中渚。

操作：取30号1.5毫针，迅速刺入皮下，进针3~5分、捻动得气，再捻20余下，留针15分钟，每5分钟行针1次，出针后揉闭针孔。

资料：据吉林省通化市中医院孙明一副主任医师介绍，中渚穴能舒郁行气、临床治疗胃脘痛、胸闷、胁痛，牙痛，耳中痛，对症治疗每有卓效。轻者1次可解除痛苦，重者3~5次可愈。

病例：许某，女，48岁。1989年11月20日就诊。患者胃脘痛10余年。既往有风湿性心脏病和五更泄泻病史。现症：生气后后背与胃口相引作痛，纳少，头昏而胀，周身不适。诊见：神倦，面色苍白，舌质红，苔薄白，脉沉细（右兼弦）。即针中渚穴，得气后，捻动50下，留针20分钟，胃脘连背相引痛显著减轻。二诊，再针。3次痊愈。

方法2：

选穴：中魁。

操作：用28号毫针，常规消毒后，直刺0.5寸，得气后行针30分钟，行针期间可用艾条熏灸。每日1次，10次为1疗程。

按语：此穴不仅治疗胃脘痛效果好，而且用针灸法可治食道癌。

（二）艾灸疗法

选穴：胃舒。

操作：点燃艾条，直接熏灸双手胃舒穴，每次20分钟，以患者穴位皮肤发红，灼痛尚能耐受为度。每日2次，3天为1疗程。

〔手穴治萃〕

胃脘痛是临床上常见病症。灸治“胃舒”穴可治疗胃脘痛。“胃舒”穴在双手小指第一节指骨外侧中间处，灸治1~3次，即有止痛效果。灸治时，点燃艾条距该穴约3寸，如欠热感，可靠近一点，有灼热感，可移远一点。两侧各灸20分钟。如病程较长，或疼痛伴呕吐者，可配合针刺双侧足三里，各刺0.5寸深，留针15分钟。每天灸2次，3天为1疗程。治疗224例，男101例，女123例，年龄12~68岁，病程最长12年，最短1日，均为门诊病人，临床表现为胃部胀痛，食欲不振，辨证属于肝气犯胃60例，湿热郁蒸40例，脾胃虚寒44例，胃阴不足29例，瘀血阻络51例。均灸1疗程而痛除。

［向伯茂．浙江中医杂志．1993，8（3）：374］

七、胃、十二指肠溃疡

〔概述〕胃、十二指肠溃疡统称消化性溃疡病，是一种常见的慢性疾病。病因尚不明确。一般认为与胃酸分泌过多，内分泌机能紊乱，神经精神因素等有关。溃疡好发于胃小弯、胃窦部、十二指肠球部等处。本病的主要症状为上腹部疼痛，表现为钝痛、灼痛或剧痛，呈周期性发作，常伴有嗳气、反酸，少数患者可有恶心、呕吐等症状。胃小弯部溃疡的疼痛多发生在进食后，胃窦部及十二指肠球部溃疡的疼痛多发生在进食前。胃溃疡的压痛点在上腹部正中或略偏于左侧，十二指肠溃疡多偏于右侧。

胃、十二指肠溃疡属中医“胃脘痛”范围。俗称“心口痛”，“心下痛”。病因有病邪犯肺、肝气郁结和脾胃虚寒。治疗上以“理气止痛”为主。遵《内经》六腑以通为用而施法。

〔手穴治法〕

（一）针刺疗法

方法1：

选穴：胃肠点。

操作：患者伸掌，常规消毒后，用28号或30号1寸毫针，快速刺入皮下，轻轻提插捻转3~5次，患者有沉、麻感为得气，留针30分钟，每日或隔日1次，10次为1疗程。治疗期间忌食生、冷、油腻之品。厚衣被、慎风寒。

方法2：

选穴：健理三针。

操作：患者伸掌，劳宫穴后1寸取1穴，左右旁开0.5寸是两穴，共3穴。直刺或针尖向上斜刺1寸。用补法，轻轻提插捻转。得气后留针30分钟，每日或隔日1次。主治脾胃虚寒型胃脘痛。

（二）灸治疗法

选穴：胃肠点。

操作：患者把手掌放在桌面上，手心向上，取艾条一根点燃，慢慢熏灸，每日1次，每次20分钟。或取枣核大小艾炷3~5壮，直接灸或隔姜灸，每日1次。主治胃、十二指肠溃疡所致的吞酸，嘈杂。

（三）穴位注射疗法

选穴：合谷、胃肠点。

操作：选用胎盘组织液、复方丹参注射液、复方当归注射液、维生素B_1等其中一种药物。每次取2穴，左右交替进行，每次每穴注药 1 毫升。隔日 1 次。

按语：胃、十二指肠溃疡是临床上多发病，治疗上综合治疗效果才好。上述各种疗法都能使胃脘痛缓解，但要使溃疡治愈，尚须远期观察。治疗时，要注意因人因时因地制宜，并采取多种治疗方法，综合治疗效果更佳。

八、急性胃肠炎

〔概述〕急性胃肠炎是由于饮食不洁或饮食失节造成，以腹痛、腹泻、呕吐为主要症状。发病急骤，腹泻每日达十余次或更多，便质稀薄或水样，少数可呈米汤样或洗肉水样。吐泻严重的可造成水和电解质紊乱。并伴有发烧、头痛、烦渴等全身症状。

〔手穴治法〕

（一）针刺疗法

方法 1：

选穴：腹泻点。

操作：直刺 0.3～0.5 寸，进针后，顺时针方向轻轻捻动针柄，得气后留针 10 分钟。

方法 2：

选穴：止泻三穴。

操作：用 1 寸毫针，直刺皮下，振颤针柄，并小幅度提插捻转，每穴半分钟，不留针。每日 1 次，3 次为 1 疗程。治疗期间禁食生冷瓜果及油腻之品。

（二）穴位注射疗法

选穴：腹泻点。

药物：黄连素。

操作：按穴位注射疗法操作，进针后病人有麻胀感时注药 1～2 毫升。

（三）点压疗法

选穴：合谷、腹泻点、前头点。

操作：用拇指托起被点压的手，用食指或中指指尖点压。

力量由轻至重，以患者能忍受的程度为限。每分钟点压 60～80 次，每穴点压 10～20 分钟，每日 2～3 次。不要在饭后一小时内点压，治疗期间禁食生冷油腻。

九、胃肠神经官能症

〔概述〕胃肠神经官能症为一全身性疾病，系高级神经活动障碍所导致的植物神经系统机能失调，主要为胃肠分泌与运动功能紊乱，在消化道钡剂造影和纤维胃镜检查未见器质性病变。多见于壮年与中年，女性多于男性，症状轻重不一。病程多经年累月。以胃肠道症状为主，发病常与精神因素有关。

〔手穴治法〕

（一）针刺疗法

方法 1：

选穴：胃舒（双）。

操作：患者取坐位，双手平放在桌面上，用 28～30 号长短毫针，直刺 0.3 寸，病人可有麻、胀、痛感觉。留针 10 分钟。留针期间可用艾条灸针柄。每日 1 次，10 次为 1 疗程。

方法 2：

选穴：胃肠点。

操作：直刺进针 0.3～0.5 寸，进针后轻轻捻动针柄，得气后，留针 10 分钟。每日 1 次，10 次为 1 疗程，疗程期间休息 3～5 天。治疗期间禁食生冷油腻。

（二）艾灸疗法

选穴：胃舒。

操作：用艾绒制成黄豆粒大小的艾炷，直接灸胃舒穴 3～5 壮，或隔姜灸。每日 1 次，10 次为 1 疗程。

（三）手针疗法

选穴：合谷、后溪、胃肠点。

操作：用拇指点压，每穴 10～20 分钟。每日点按 1～2 次，10 次为 1 疗程。治疗期间禁食生冷油腻之品。饮食后一小时内不要按压治疗。

十、慢性腹泻

〔概述〕慢性腹泻又称“泄泻”，是指排便次数增多，粪便稀薄，甚至泻出如水样而言。泄泻的主要病变部位在脾胃与大小肠。其致病原因有感受外邪、饮食所伤和脏腑功能失调所致。根据病变部位，可分为小肠、结肠、直肠性腹泻、痛在脐周、便后不缓解，便质稀薄，一般为小肠性腹泻；如腹痛有便意，便后腹痛缓解，便质呈黏液或带有脓血的，一般为结肠性腹泻；如伴有里急后重的，一般属于乙状结肠或直肠的病变。

〔手穴治法〕

（一）针刺疗法

方法1：

选穴：腹泻点（双）。

操作：患者取双手放于桌面上，医者用右手拇指轻轻掐压患者手背第三、四指掌关节之间，以显示骨间隙，常规皮肤消毒，直刺0.3～0.5寸。提插捻转，寻针感麻、酸至指尖，留针30分钟，每日1次。

方法2：

选穴：大肠点。

操作：患者伸掌，手指掌面，食指第二指关节横纹上，找准针刺点，垂直刺入约0.2～0.5寸，可根据引起的原因，病情的缓急，病程的长短，分别施以强、中、弱刺激，留针10分钟。每日1次，10次为1疗程。

（二）穴位注射疗法

选穴：腹泻点（双）。

操作：取胎盘组织液2毫升，用注射器吸入，按穴位注射疗法操作，对准穴位进针，每穴注药1毫升，隔日1次，7次为1疗程，可治疗溃疡性结肠炎所致的泄泻。如大便带有脓血，里急后重，可穴位注射黄连素或庆大霉素，方法同前。

（三）艾灸疗法

选穴：合谷、大肠点。

操作：用艾条熏灸，每穴熏灸 20 分钟，每日 1 次。亦可用艾炷直接灸 3 ~ 5 壮。主治虚寒性腹泻。对肾阳衰微，命门火衰所致的腹泻，可加灸肾穴（夜尿点）。

（四）点穴疗法

选穴：合谷，腹泻点。

操作：要求患者自然放松，先把被点压的穴位部皮肤搓热，并嘱患者喝杯热水，在穴位上少涂一点护肤油或按摩乳，开始要轻，以后逐渐加压，每日 1 次。如系肝气乘脾所致的腹痛泄泻，可加按压肝穴，以柔肝健脾。

十一、晕　厥

〔概述〕晕厥产生的原因多为急性一过性脑缺氧。多见于心脑血管疾病。也可由神经、血糖低等因素所致。属于中医学“厥证”范围。其机理为气机突然逆乱，升降乖异，气血运行失常造成。

〔手穴治法〕

（一）点刺放血疗法

选穴：劳宫、涌泉。

操作：用三棱针或粗毫针，常规消毒后，快速浅刺劳宫、涌泉穴，放血少许。

资料：据张忠仁氏介绍劳宫、涌泉穴放血治疗晕厥效果甚好。[江西中医药 . 1991，（4）：56]

病例：徐某、女，42 岁。1986 年 3 月 22 日上午 11 时左右上班时，突然昏倒于地，面色苍白，双眼紧闭，脉沉细无力，血压 10. 6/7. 4kPa，心率 51 次/分。余急用三棱针速刺劳宫、涌泉放血少许，少顷，患者清醒，面色随之见红润，血压回升至 13. 3/9. 0kPa，谈吐正常，再开水调服 50% 葡萄糖水 40 毫升，给患者饮服，稍息片刻，诸症尽除。

（二）指针疗法

选穴：合谷。

操作：拇指放在合谷穴上，食指、中指放在掌内与合谷穴相对处，上下手指同时按压合谷穴，一压一放，不断进行，直至病人神志清醒为止。

资料：摘《单穴治病选萃》。据肖继方介绍：用指按压合谷治疗晕针多例，均可使患者在数分钟内神志清醒。

病例：某男，46 岁。1984 年 2 月 4 日晚突然昏倒、神志不清，二便失禁，当时一时无法找到药物，在紧急情况下，即给予指压合谷穴（双侧），一压一放，约 3 分钟左右病人神志即清醒。

按语：合谷为手阳明之原穴，据近代名医张山雷指出："水沟、合谷穴之针刺，以回知觉。"《疮科纲要》亦指出："猝厥暴死不知人，皆能应手出声，立刻清醒。"由此，用之有效。

（三）针刺疗法

选穴：中冲。

操作：用粗短毫针，常规消毒后，刺入穴位 0.3～0.5 寸深，提插捻转，不留针，并配合针刺人中，以苏醒神志。

按语：晕厥是一种因脑部发生暂时性的缺血、缺氧而突然的短时间的意识丧失。病人会突然晕倒，由于头部缺血，在抢救现场，须先使病人平卧，取低头位，再针刺，按压，针刺、按压均取强刺激。

十二、偏　瘫

〔概述〕凡同一侧上、下肢随意运动减退或消失称偏瘫，是上运动神经元病变的结果。从大脑皮层运动区直到颈髓$_5$一侧锥体束损害，均可能出现偏瘫。常见病因有：脑血管意外、脑炎、脑外伤等，以脑血管意外的偏瘫为常见。对此，中医根据病情的轻重，病变的深浅分为中风中经络、中脏腑。瘫痪特点，除一侧肢体随意运动减退或消失外，腱反射亢进，肌腱张力增高，语言障碍等。

〔手穴治法〕

（一）针刺疗法

方法 1：

选穴：中渚。

操作：用30号1.5寸毫针，常规消毒后，取双侧中渚穴，针尖略向上斜刺，得气后，双手作大幅度提插捻转，加强刺激，使针感上传。每日或隔日1次，2~3周为1疗程。

按语：中渚为手少阳三焦经穴，与厥阴心包相表里，能开窍，醒神，宣导三焦气机。

方法2：

选穴：合谷。

操作：直到0.8寸，得气后，提插捻转1分钟，留针15~20分钟。留针期间可用电针仪通电，以增强疗效。每日1次，2周为1疗程。

（二）穴位注射疗法

选穴：合谷。

药物：缺血性中风（脑血栓形成和脑栓塞）可选用75%复方当归注射液，出血性偏瘫选用维生素B_1、维生素B_2。

操作：常规消毒后，按穴位注射法，每穴注药0.5~1毫升。

（三）点刺放血疗法

操作：术者左手拇、食、中三指捏起少商穴周围皮肤，右手持三棱针或毫针迅速刺入半分，并立即将针退出，然后用手挤压局部，放血0.5毫升左右，同时拍打麻木的肢体。每日放血1次。

〔手穴治萃〕

单穴针刺治疗中风后遗症的体会。对中风后遗症上肢或指端麻木，取“少商”穴。术者左手拇、食、中三指捏起少商穴周围皮肤，右手持三棱针或毫针迅速刺入半分，并立即将针退出，然后用手挤压局部，放血0.5毫升左右，同时拍打麻木的肢体。

疗效：单用该穴刺血治疗中风上肢麻木或指端麻木患者50例，每日点刺放血1次，轻者3次即愈，重症7次见效，总有效率为85%。

按：依“病在脏者取之井”之理，以三棱针点刺少商放血，具有通经气，理气血，泄肺热，通窍络，苏厥逆，利咽喉，消肿痛之功，对中风后肢体麻木有较好疗效。[李忠仁.江苏中医.1992，(6)：22]

十三、雷诺病

〔概述〕雷诺病（Raynaud disease）又称二肢端动脉痉挛病，是血管神经功能紊乱所致的肢端小动脉痉挛性疾病。本病少见，多发于女性，男女比例为1:10。发病年龄多在20～30岁之间。

本病的病因中医认为多因气血亏虚，经脉失养或寒邪客于经脉，脉络失调所致，属于“脉痹”范畴。西医对此病的病因认识还不完全清楚，可能与中枢神经功能失调，血液循环中肾上腺素含量和去甲肾上腺素的含量增高有关。也有人认为和内分泌与遗传因素有关。因常观察到妇女月经期加重和有家族史等现象。

本病起病缓慢，发作时手指肤色先变白，继而发紫，约持续数分钟后自行缓解，皮肤转红并有烧灼、刺痛感，两手手指多呈对称性，多先从指尖开始，其后波及整个手指，其中以小指和无名指最先最多受累。长期发作可致皮肤萎缩、增厚、溃疡、甚至指端坏疽。

〔手穴治法〕

（一）激光治疗法

选穴：十二经“井”穴。

操作：患者取合适体位，用温水洗净双手，选用小功率气体激光器，采取直接照射法。接通电源，激光管点燃后，再调整电流至激光管最佳工作电流量，使激光管发光稳定。把手伸开，对准穴位，距离穴位部皮肤30厘米，照射功率8～10毫瓦。每次照射5～10分钟，每日照射1次，10天为1疗程。

（二）针刺疗法

选穴：合谷、阳池、八风、八邪。

操作：针刺时上肢可配合外关、曲池，下肢配阳陵泉、足三里、三阴交。每次选 4～5 个穴，每日或隔日 1 次。

（三）穴位注射疗法

选穴：八邪、八风。

药物：复方当归注射液，复方丹参注射液、毛冬青注射液。

操作：按穴位注射疗法操作，每次取 2～3 穴，每次每穴注射 0.5～1 毫升，隔日 1 次。

〔手穴治萃〕

氦—氖激光治疗雷诺氏症 40 例。男 14 例，女 26 例。病程 7 天～5 年。上肢患病 34 例，下肢患病 6 例。

治疗方法：取十二经穴中患指上的井穴。如小指取少冲，无名指取关冲等。治疗：氦—氖激光直接照射穴位，功率 8MW，波长 6328A。每日 1 次，每穴 10 分钟，1 月为 1 疗程，2 个疗程统计疗效。

治疗结果：痊愈 26 例，占 65%，为症状消失，甲皱微循环正常。显效 10 例，占 25%，为症状基本消失，甲皱微循环明显好转。好转 4 例，占 10%，为症状减轻，甲皱微循环检查较前好转。[孙旗立，等. 中国针灸. 1992，(1)：25]

十四、汗　证

〔概述〕汗证是由阴阳失调，腠理不固而致汗液外泄失常的病证。多由肺气不足，营卫不和，阴虚火旺，邪热郁蒸等多种原因引起。治疗原则以益气养阴，固表敛汗为法。

〔手穴治法〕

（一）针刺疗法

选穴：合谷、复溜。

操作：常规消毒后，用 28 号 1.5 寸毫针，快速刺入皮下，缓慢进针，寻觅针感，可根据自汗、盗汗或汗不出等不同症型，采取补、泻不同手法。

资料：据王侃报道：针刺合谷、复溜穴治疗汗证，两穴相配，采用不同的补泻手法，对汗液会产生不同的调节作用。先补合谷，后泻复溜可发汗；先泻合谷，后补复溜可止汗。针合谷、复溜对汗液有影响，并会产生性质不同的临床结果。即采取不同的补泻手法，在同一穴位上，能使无汗、多汗的病理状态趋于正常，进而说明针刺采用不同手法可以达到不同的目的，具有双向调节作用。其实质可能是通过针刺手法来激发经气功能，调动机体本身的调节作用，使低下的机能旺盛起来，使过亢的机能恢复正常。但临床上必须把有汗、无汗，虚证、实证，采用补法还是泻汗运用好，做到辨证准确，应用得当，才是治愈疾病的关键所在。[王侃．针刺治疗汗证的体会．中医杂志，1985，(3)：48]

（二）点穴疗法

选穴：合谷、板门、退热点。

操作：取以上穴位，医者左手握住患者手指尖部，右手拇指点按每穴 3～5 下。然后根据虚证，实证分别采取补泻手法。补法以顺时针的方向旋转，泻法以逆时针的方向旋转。每穴按压旋转 100 次，每天进行治疗 1 次。10～14 天为 1 疗程。

十五、遗　精

〔概述〕遗精是男子常发生的生理现象。一般十五六岁已进入青春期，有时出现溢精和泻精，如次数过多，表现精神委靡，面色苍白，四肢酸软，盗汗，小便前后有白色分泌物，就应考虑属于病态。本病分为：梦遗和滑精。梦遗是因做梦性交而射精，多属实火，故有头昏，耳鸣，健忘，小便短赤，精神不振等症状；滑精是无梦而精液不自主地流出来，多因精关不固，日久则见腰酸腿软，疲乏无力，心悸，食欲不振，下元虚冷，甚则出现阳痿不举。

〔手穴治法〕

（一）针刺疗法

选穴：后溪。

操作：患者轻握拳，在手掌尺缘掌横纹头进针 0.5～0.8 寸。提插捻转，得气后留针 20 分钟，每日 1 次，10 次为 1

疗程。

（二）点穴疗法

选穴：夜尿点、阳池。

操作：用拇指指尖点压，一日数次。注意排除患者的精神心理因素，本法可以作为药物治疗的辅助疗法。

（三）艾灸疗法

选穴：全息腰。

操作：用艾绒制成麦粒大小的艾炷，每次直接灸 5 ~ 7 壮，每日 1 次、2 周为 1 疗程。治疗期间戒烟酒。

〔手穴治萃〕

列缺穴埋针治疗遗精 65 例。年龄最小 20 岁，最大 37 岁；病程最短 3 个月，最长 4 年。其中有梦而遗者 56 例，无梦而遗者 9 例；未婚者 39 例，已婚者 26 例。查体均未发现生殖系器质性病变。患者 3 ~ 5 天遗精 1 次甚者每晚必遗。并多伴有头晕、神疲、乏力，腰腿酸软等症状。严重影响工作学习。

治疗方法：取单侧列缺穴（两手交叉食指指端）。穴位常规消毒后，用 28 号 1 寸不锈钢针，逆经脉循行方向平刺入穴位，以局部产生酸麻胀感为度。令患者取不同姿势活动无影响时，以胶布固定。每周埋针 3 次，左右交替进行，留针 12 ~ 18 小时，一般多于晚 6 ~ 7 时埋针，至次日 8 ~ 12 时取下。每天睡前在胶布上按压数次，以加强针感。

治疗结果：痊愈：伴随症状消除，遗精停止或遗精次数减少至每月 3 次以下者 59 例；有效：伴随症状基本消除，遗精次数减少但未达到每月 3 次以下者 6 例，其治愈率为 90.7%，有效率为 100%。

认为列缺穴归属手太阴肺经，为八脉交会之一，通于经脉，经脉起于肾下精宫，上循阴器。故通过埋针列缺穴来通调经脉，治疗遗精。

十六、疟　疾

疟疾是由疟原虫引起的一种周期性发冷、发热性传染病，其媒介为蚊子叮咬引起，俗称“打摆子”。多发生在夏秋季节。

疟疾的典型症状：先发冷，后发热，最后汗出热退。发冷可全身寒战，发热可全身发烫，面红耳赤，高热可达40度以上，并伴有头痛、全身不适等症。

疟疾的结果是贫血，肝、脾肿大，多脏器血栓栓塞。

〔手穴治法〕

（一）针刺疗法

方法1：

选穴：疟门。

操作：患者取坐位，手掌放在桌面或双膝上，常规消毒后，对准穴位，直刺进针。进针约1寸深。施提插捻转，得气后留针30分钟。在疟发前，或发作时效果好，发作后亦可。

方法2：

选穴：鱼际、合谷。

操作：选2寸毫针，常规消毒后，快速刺入皮肤。患者取立掌位，针尖可从合谷向鱼际透刺，亦可由鱼际刺向合谷。得气后留针30分钟。

（二）电针疗法

选穴：疟门。

操作：患者取坐或卧位，伸掌。采取直流电疗对置法，将两个2厘米的电极片，阳极置于穴位，阴极置于手掌与穴位相对应的部位，勿使两电极接触、电流强度6～10毫安，每次治疗15～25分钟，每日1次。2周为1疗程。疗程间休息3天。

第二节 外科及皮肤科病证

一、腰背扭伤

背腰部的肌肉、筋膜、韧带等软组织常可因急性扭、挫伤或慢性劳损而引起损伤。如腰背用力太猛、负荷过重，或因体位和姿势的不当等。挫伤是由外界暴力撞击而引起，劳损则是长期在某一姿势下劳动，或骨骼畸形、病变而导致的积累性损伤，也可因急性扭、挫伤恢复不全致反复多次受伤而造成。

本病的主要临床表现是背腰部的疼痛和不同程度的功能障碍。急性扭、挫伤者，起病突然，有外伤史，局部疼痛，压痛明显，严重时并有肿胀或血肿。慢性劳损者，多有持久的时轻时重的背腰酸痛史，亦可有不同程度的压痛，每于劳累、气候变化时加重，患处常感怕冷，并可急性发作。久坐久卧后起来活动时症状加重，并有板滞僵硬感。

〔手穴治法〕

（一）针刺疗法

选穴：鱼际、后溪、腰腿点、痛灵、威灵、精灵、第二掌骨全息穴、上都、养老。

操作方法：取以上 1～2 个穴位，直刺适应于急性扭挫伤或慢性劳损急性发作时，如局部怕冷发凉者，可行温针或艾灸。

（二）穴位注射疗法

选穴：腰腿点、后溪。

穴位注射方选：选用以上穴位压痛明显点。急性扭、挫伤用0.5%～1%盐酸普鲁卡因5～10毫升注入，隔日1次；慢性劳损用10%葡萄糖5～10毫升或25%硫酸镁5毫升加2%盐酸普鲁卡因1毫升慢慢穴位注入。

（三）电针疗法

选穴：腰腿点、上都。

操作：用28毫针直刺0.3～0.5寸，按电针疗法接通电疗仪，穴位电刺激，每次5～10分钟。

（四）点穴治疗

选穴：腰腿点、后溪。

操作：用手指点、掐和叩击以上穴位3～6次，使受刺激部位有麻胀感，刺激时间应稍长，节律要均匀，力量由轻到重，要注意不要掐破皮肤。在刺激穴位时，让患者站立，两腿分开站稳，作腰部前后屈曲和左右旋转运动。活动节奏要由慢渐快，边点压边活动，这样效果显著。

〔手穴治萃〕

针威灵、精灵治疗急性腰扭伤。以针刺经外奇穴威灵、精灵两穴为主，治疗急性腰扭伤效果满意。针刺时嘱患者正坐，腰部放松，伸展患侧手背，伏掌。选30号1寸毫针，分别针刺上两穴，均刺深0.3～0.5寸。得气后即缓慢提插、捻转。嘱患者站起，活动腰部，前俯后仰，左右旋转，再留针半小时，留针间行针两次。每日1次。治疗100例，经治1～3次，除2例无效外，90例腰痛消失，活动正常。8例腰痛基本消失，活动正常，偶有轻度疼痛。［张林灿．浙江中医杂志．1993，8（3），374］

第二掌骨侧全息新穴治愈急性腰扭伤50例。患者半握拳如松握鸡卵状，肌肉自然放松，虎口朝上，食指尖与拇指尖相距约3厘米。医者用与患者相反手的拇指尖沿患者第2掌骨的长轴方向轻轻来回按压，可觉有一浅凹长槽，新穴群即分布在此，从头穴到足穴以大小适中且相等的压力顺序揉压。如果在某一穴位出现疼痛反应，即表明与其对应的整体上同名部位或器官有病，可在此穴行针刺。治疗选30号0.5～1寸的毫针，沿压痛点最敏感处的第2掌骨拇指侧边缘垂直刺入，进针后轻轻捻转即产生较强的针感并向发病部位传导。留针15～30分钟，日1次，经1～3次治疗全部获愈。［石信箴．河南中医．1991，11（4）：27］

附：闪腰、岔气

〔概述〕岔气由用力不当闪挫后，出现深呼吸和咳嗽时胸胁背腰间胀满疼痛为特征的一种病症。检查多无阳性发现，X线骨质无异常。临床多见于青壮年。

〔手穴治法〕

（一）针刺疗法

方法1：

选穴：鱼际。

操作：用28号和30号1寸毫针，常规消毒后，针尖略向腕关节，刺0.8寸，得气后提插捻转，同时让患者作深呼吸动作，患者就会感到呼吸通畅，疼痛就会明显减轻或缓解。一般1次即愈，重者2~3次愈。

方法2：

选穴：后溪穴。

操作：用30号5分或1寸毫针，皮肤常规消毒后，直刺0.5~0.8寸。得气后，拇指向后轻度捻转1~2分钟，并同时让患者活动腰背部。至腰痛全消失出针。未愈留针15~20分钟。

病例：吴某，男，27岁。1989年12月16日就诊。主诉昨日帮邻居搬家时由于用力不当，闪挫腰间，昨夜辗转反侧，一夜未眠，不敢深呼吸，咳嗽时亦明显加重。遂取后溪穴，直刺0.8寸左右，轻度捻转，并嘱其活动腰部，令咳嗽，针后明显减轻，可弯腰蹲起。一次即愈。

按语：后溪穴为小肠经输穴，又是八脉交会穴之一，通于督脉，督主一身之阳气。腰痛，闪腰岔气多为督脉阳气受阻。针后溪穴，可以使阳气得以转输运行，腰痛自愈。临床验证，无不如鼓应桴。

（二）指针疗法

选穴：腰腿点。

操作：医者用右手拇指指尖，对准穴位，用力切按，切按时让病人活动腰部，每次治疗一分钟左右，让病人休息5～10分钟再行治疗，直到病情缓解。

二、肩关节周围炎

〔概述〕肩关节周围炎，简称“肩周炎”俗称“漏肩风”，是一种肩关节周围软组织退行性变。大多因积累性损伤，或突然外伤或感受风寒所引起。主要病理是关节囊和关节周围组织的慢性炎症反应。好发于40～50岁之间，女性多于男性。临床表现肩关节酸痛，活动受限、外旋及后伸为甚，日久关节活动可完全丧失或肌肉萎缩。

〔手穴治法〕

（一）针刺疗法

方法1：

选穴：后溪穴。

操作：常规消毒后直刺1.5寸，针尖略向上斜刺，使针感向肩部放散。

资料：据山东中医学院针灸系吕建平介绍：用后溪穴治肩周炎，止痛解痉效果甚好。每日1次，10次为1疗程，一般针刺5～10次症状即可缓解。介绍1例。

典型病例：宫某，女，42岁。1989年3月27日就诊。诊为：肩周炎。患者诉肩部酸痛，向颈和整个上肢放射，日轻夜重，肩关节僵直，手臂上举、后伸等动作均受限，局部有多处压痛。即以上法针刺，患者自觉有股热流向肩部放散，活动当即灵活，疼痛减轻。每日针1次，5次后肩关节活动自如，随访1年，未再复发。

方法2：

选穴：肩点、脊柱点。

操作：常规消毒后，紧靠骨膜直刺0.2～0.5寸，不进入骨膜，针感局部疼痛。针时让病人活动肩关节。

方法3：

选穴：少商、商阳、关冲。

操作：用0.5寸毫针刺井穴少商、商阳、关冲穴，嘱患者活动肩关节。根据肩关节活动情况诊断其粘连程度，确定治疗方法与配穴。并采用直流电首尾穴位相接，间接放电治疗。

（二）指针按压疗法

选穴：阳谷、合谷。

操作：用拇指指端用力在穴位上压抑，并用中指指尖点按，每日1次，每次30分钟。

（三）穴位注射疗法

选穴：合谷、外关。

药物：维生素$B_1$100毫克。

操作：用一次性注射器每穴注入维生素$B_1$50毫克。每日1次，两个穴位交替进行，注患侧穴位。

（四）按摩推拿疗法

选穴：肩点、中渚、合谷、阳溪。

操作：用拇指外侧缘或食、中指面在体表来回摩抹，用鱼际在患者穴位处抹揉，并嘱患者活动上肢及肩部。

［手穴治萃］

针灸治疗肩周炎55例。对肩周炎采用经络辨证和病因辨证相结合的诊断方法，使用针刺井穴（手部穴位），首尾取穴，间断低频放电治疗，取得较好疗效。

治疗方法：对初诊患者在明确诊断的前提下，进行试探性治疗。用0.3~0.5寸的毫针刺其井穴的少商、商阳、关冲，嘱其活动肩关节，以诊断其粘连程度，确定治疗方法及配穴。采用间接放电治疗。①阳明经：肩峰臑臂疼痛，上举活动受限者，取商阳，肩髃，迎香（首尾取穴），采用电针机，正负两极分别接于首尾两穴。②少阳经：肩外廉、肩胛疼痛，内收外展，伸举活动受限者，取关冲、中渚、肩髃、肩髎。③太阳经：肩外后廉痛，内收，前伸，内旋受限者，取少泽，臑俞、天宗。④太阴经：肩臑臂内侧疼痛，外旋，后提受限者，取少商、孔最、中府……

治疗结果：在55例中，痊愈29例，好转7例，总有效率为100%。

三、指间关节扭挫伤

在我们日常生活劳动中，经常发生指间关节扭挫伤，伤后局部疼痛，严重地影响功能。有时往往因对本病未引起足够重视，或处理不当，而造成不良后果。一般来说拇指的掌指关节和其他四指的近侧指间关节的关节囊比较松弛，甚易造成损伤。掌指或指间关节的两侧均有侧副韧带，关节屈曲时则韧带紧张，伸直时则韧带弛缓，所以手指向一侧偏曲和过伸性扭伤时，常引起韧带损伤关节囊撕裂，严重者可造成关节脱位。关节失去稳定，以致影响手持物功能。

〔手穴治法〕

（一）按摩疗法

指间关节扭挫伤，若韧带断裂未加以妥善处理，日后必经常肿胀，并影响关节稳定。如单纯采用局部固定，未注意关节练习活动，有时关节发生强直，影响活动功能。所以动静结合的治疗方法非常重要，按摩是治疗单纯性指间关节扭挫伤的很好方法。如合并韧带断裂，应施行短期固定，约2～3周，使断裂之韧带得以修复，然后再进行手法按摩和功能锻炼。如严重出现撕脱性骨折，要采取内固定，如骨折块脱位，要手术切骨块，修补断裂韧带。

1. 准备手法：

（1）按压“合谷”法。（图4-1）

（2）按压“阳溪”、“阳谷”穴。（图4-3）

（3）捋十指法。（见图4-2）

2. 治疗手法：

（1）患者手背向上，掌心向下。术者左手拇食指持握近侧指间关节的两侧，右手拇食指呈前后位捏住远侧指节，用中指指端抵住近侧指间关节的掌面，在牵引下，屈曲其近侧指间关节（图5-1），反复2～3次。

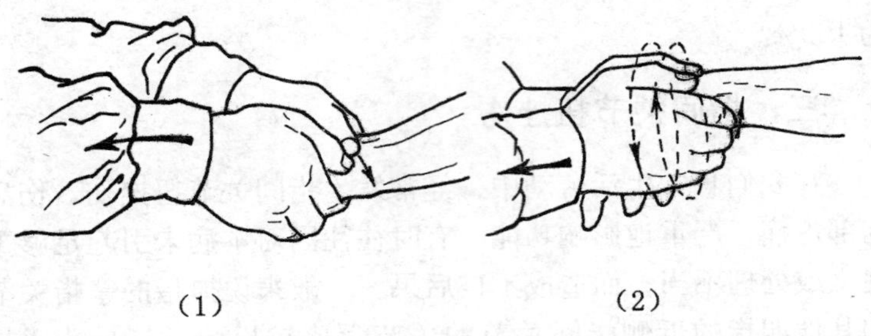

图 5-1 患者手背朝上术者双手持患腕两手拇指按压腕关节背侧间隙然后背伸腕关节随即屈曲并旋转

(2) 术者以右手拇及食指，呈前后位夹持伤指，食指屈曲位以中节横于伤指近节掌侧，拇指指腹放于伤指近节背侧。在二指夹持下向下捋按，反复 2 ~ 3 次。然后用拇及食指，呈左右位，夹持伤指向下捋按，反复 2 ~ 3 次。

(3) 患者掌心朝上四指呈半屈曲位，术者用右手四指掌侧压住患者四指指端，以拇食二指向下捋按伤指，先前后位，后左右位推滚，使患者四指作屈伸活动，反复 2 ~ 3 次。(图 5-2)。以上 3 种方法，每日 1 次。

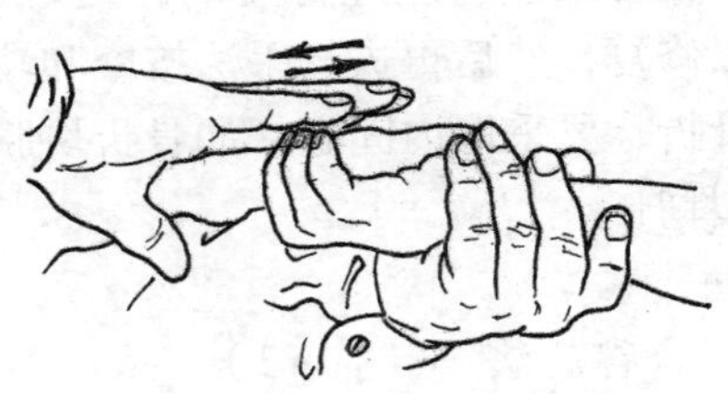

图 5-2 前后推搽患者手指

(二) 药浴疗法

1. 药物组成：当归尾、赤艾、红花、乳香、没药、元胡、伸筋草、桑枝、血竭、川芎。

2. 制法：水煎制成 500 毫升药液，备用。(夏天置冰箱，3 天内有效)

3. 用法：取少半盆水，在 50℃ ~ 60℃，兑入药液 150 ~

200毫升，上盖毛巾，熏洗患指。每日2～3次。

按语：本法能活血祛瘀，通利关节，配合其他疗法治疗，尽快消除肿胀，有利关节修复。

四、腕关节劳损

〔概述〕腕关节因工作性质劳损，引起长期腕痛为临床所常见，局部一般无红肿，“X”线片上显示阴性，目前尚无有效的治疗措施，按摩手法可以减轻疼痛。

腕关节的病理表现为，腕关节附近韧带扭伤或破裂；下桡尺关节分离或松弛；三角纤维软骨破裂；创伤性肌腱滑膜炎；局部软组织损伤后出血瘀积，久之机化粘连。

〔手穴治法〕

（一）按摩疗法

1. 按摩前准备手法：

（1）按压“合谷”穴。（见图4-1）

（2）按压“阳溪”、“阳谷”穴。（见图4-3）

2. 治疗手法：

术者呈45°斜坐于患者病侧，以右手拇指及食指捏住患者四指，其他三指握住拇指，并将拇指指关节夹于中指与食指之间。此时患者手掌朝上，术者以左手拇指放于患者桡骨茎突平面下，其他三指放于尺侧，食指放于尺骨茎突平面下。术者向下牵引手腕，将腕向尺侧偏屈，尺侧偏屈时食指抵住尺侧腕关节间隙使腕向尺侧偏屈至最大限度。

（二）指针按压疗法

选穴：合谷、腕骨、后溪。

操作：按压合谷穴同按摩准备手法同（见图4-1）。腕骨可用双手拇指尖合拢后掐压，并活动患者腕部。后溪穴采取点压法，每日1次，10次为1疗程。

（三）针刺疗法

选穴：压痛点、鱼际、合谷、列缺、阳溪、大陵。

操作：以压痛点为主，从痛点四周向压痛点透刺2～4针，留针 10 ~ 20 分钟，根据患病部位及有无放射痛，适当选用配穴 2 ~ 3 穴，每日或隔日 1 次。或用温针。即在压痛点四周向痛点中心以 75°角各斜刺一针，有酸胀感后，用艾绒制成艾炷或艾条，在针柄上温针灸 2 ~ 3 壮，或 10 ~ 15 分钟。

五、腕管综合征

〔概述〕腕管综合征是由于腕管内肌腱周围组织的慢性炎症性增生，使腕管相对变窄，压迫正中神经和血管，而引起手指麻痛乏力为主的症候群。此综合征多由腕部外伤如骨折、脱位、扭挫伤、慢性劳损等因素所引起。局部无肿胀、X 线检查多无异常发现，按压腕关节和尽量背伸腕关节症状加重。

〔手穴治法〕

（一）小针刀疗法

将患者前臂平放在铺有消毒巾的桌面上，让病人尽量背伸腕关节，医生用拇指按压患者腕横韧带部，对准压痛点、用 2% 的龙胆紫标记，常规皮肤消毒，皮下注入 2% 普鲁卡因 2 ~ 4 毫升，先用小针刀的三角刀刺入皮下，皮口约 0.5 厘米，同时做局部切痕，切开后用弯钩刀在切痕处平行刺入患处，当到达腕横韧带部，将针尾抬高，与皮肤表面成 45°角，目的是使刀尖接触腕横韧带，避免伤及正中神经。慢慢地向远侧进行钩割，同时可听到腕横韧带的“喳喳声”即出针。腕部疼痛，麻木症状立即消失，感觉松快，握拳有力。刀口压迫止血，不用缝合，以消毒敷料外敷 2 天。周氏曾用此法治疗 20 例，有 17 例症状、体征消失，3 例症状减轻。[周游．新中医，1991，23（5）：33]

（二）穴位注射疗法

选穴：病变部位。

操作：按穴位注射疗法操作，用 1 毫升一次性注射器，抽取 2% 的普鲁卡因或利多卡因，穴位注射，隔日 1 次，10 次为 1 疗程。

（三）指针按压疗法

选穴：合谷、阳谷、腕骨、中渚。

操作：患者将患手放于桌面上，医者用拇指指尖，由轻至重，对准穴位，点按，每日数次，点按后轻轻揉搓局部1～2分钟。

六、屈拇长肌腱狭窄性腱鞘炎

〔概述〕屈拇长肌腱狭窄性腱鞘炎，多发生于掌指关节之掌骨头的掌侧，初发时病部手指均感酸胀疼痛，局部腱鞘肥厚，亦可摸到结节样隆起，有显著压痛。手指屈伸活动受限，有时狭窄部将膨大的肌腱交锁，则手指不能做伸屈活动。如勉强用力或被动性伸屈时，局部发生弹响，且有剧痛。

〔手穴治法〕

（一）针刺疗法

选穴：鱼际。

操作：常规消毒后，用31号1.5寸毫针，针尖向第一掌骨小头掌侧方向进针，深约0.8～1寸，得气后，捻转提插1～2分钟，至患部疼痛明显减轻或消失，留针30～60分钟。留针期用一段长约2～3厘米的艾条，插在针柄上，点燃施灸，烧完后除去灰烬，再如法施灸，灸2～3段艾条。

（二）按摩疗法

选穴：合谷、阳溪、阳谷、鱼际。

操作：①准备手法：按压合谷穴。用拇指按压患肢合谷穴一分钟。按压阳溪、阳谷穴。并伸屈患腕1～2分钟。②治疗手法：术者以左手握腕，右手以拇及食指呈前后位捏住患者右手拇指做对抗牵引。术者以左手拇及食指用力持握患者拇指远端，右手拇、食指持握患者拇指近端，两手做对抗牵引，牵引时屈曲其患指的掌指关节，并同时用中指指端抵住患手拇指掌骨远端掌侧（即腱鞘的狭窄部），用力向尺侧推按其腱鞘的狭窄部，往往有撕裂感。③术前术后按摩鱼际穴1～2分钟。

(三) 艾灸疗法

选穴：腱鞘炎局部。

操作：用艾条或艾炷直接灸，或隔姜、隔盐或隔药物灸。以病人局部皮肤发红，不至于灼痛不能忍受为度。治疗期间嘱患者手指不要劳累和着凉。

〔手穴治萃〕

［秦培合. 隔姜灸治疗指部腱鞘炎50例. 中国针灸. 1992, (2): 31］

治疗方法：切取厚约2～3毫米的鲜姜一片，直径约2厘米左右，在中心处用针穿刺数孔，上置大艾炷放在患处施灸，如病人感觉灼热不可忍受时，可将姜片向上提起少许，再衬一厚约1毫米相同姜片放下再灸，直至皮肤潮红为度（约6～9壮)，每日1次，7天为一疗程。治疗期间嘱患者手指不要劳累和着凉。

治疗结果：手指活动自如为痊愈，43例，占86%；疼痛消失，手指活动受限减轻为好转，好转7例，占14%。有效率为100%。疗程最短者5天，最长者21天。

七、腱鞘囊肿

〔概述〕腱鞘囊肿好发于关节和肌腱附近，常由于局部损伤引起，多发生于腕背部，亦可见于足背及膝部。患处局部隆起，边缘光滑，与附近组织不粘连。患处可有酸痛，有时可使肢体乏力，这主要是腱鞘的黏性变所致，和外伤、劳损有一定关系。囊肿多与关节或腱鞘相交通，内含胶状透明液，多见于青壮年，女性多于男性。

〔手穴治法〕

(一) 针刺疗法

选穴：囊肿局部。

操作：固定囊肿部位，用三根28号毫针，齐刺入囊肿，略加挤压，再用艾绒温针2～3壮，每日1次，3次为1疗程。

如囊肿较大。有波动感，可先行局部皮肤消毒，用注射器吸出囊液，然后针尖向囊壁穿刺数孔，加以挤压，再用三针齐刺加压温针。然后加压包扎3~5天，隔1周如再出现囊液，可重复上法5~7次，至囊肿消失为止。

（二）火针疗法

选穴：囊肿部位。

操作：医者右手持2号火针，在酒精灯上烧红，左手拇、食指挤住囊肿，将内容物推向一侧，避开血管和肌腱部位，对准囊肿中心，迅速刺入囊肿深部，快速出针，出针后两手持干棉球在针孔周围挤压，挤出胶状黏液，消毒后压迫固定，2天内不要沾水，3日后取下胶布即愈。

（三）艾灸疗法

选穴：鱼际、合谷、列缺、阳溪。

操作：对准以上穴位，用艾条采取温和灸法，每穴灸3~5分钟，每日1次。或隔姜、隔附子饼用艾炷灸，或直接用艾炷灸以上穴位，每穴灸2~3壮，每日1次。

〔手穴治萃〕

［由福山，张玉莲．火针治疗腱鞘囊肿200例．中国针灸．1990，10（4）：38］

一般资料：200例中，男84例，女116例；年龄最小13岁，最大60岁。囊肿部位：手背及手腕部130例，足背及足踝部33例，腘窝部30例，足踇趾第一关节7例，其中手及手腕部发病率最高。治疗方法、医者右手持2号火针，在酒精灯上烧红、左手拇、食指挤住囊肿，将内物推至一边，避开血管及肌腱，使囊肿突起，对准囊肿中心迅速刺入深部2至3针，针要快刺快出，必要时可留针。两手持干棉球在针孔周围挤压，挤出胶状黏液、挤压干净后用酒精棉球擦干，消毒后再用挤干的酒精棉球压迫，用胶布固定，2日内不要沾水。3日后取下胶布即愈。治疗200例，共治254次。1次治愈者149例，2次治愈者48例，3次治愈者3例。200例全部治愈，随访2~3年未复发，治疗中无1例感染。注意：将针烧红至白亮，迅速刺入不觉疼痛。针刺到囊肿茎底部，不可过深。

八、踝关节扭伤

〔概述〕踝关节扭伤最常见，约占全身关节扭伤80%以上，可发生于任何年龄，青壮年活动量较多，因而发生踝关节扭伤的机会要多，踝关节是由胫骨腓骨下端内外二踝与距骨构成的关节。多由于足部突然遭受内翻性损伤、足外侧韧带过度牵拉而得。其临床主要表现为疼痛，尤以走路或活动关节时更为明显。局部肿胀，皮下瘀血，多见踝前外侧和足背部。由于出血积聚于关节间隙或软组织嵌入关节内，致使走路疼痛，足跖不敢着地，即使勉强走路也是以足外缘着地，表现跛行。

〔手穴治法〕

针刺疗法

选用手穴：同侧阳池穴

针刺方法：常规皮肤消毒，俯掌，对准穴位，直刺0.3～0.4寸，嘱患者同时活动受伤踝关节。留针30分钟，留针时按摩患侧太溪，按压解溪。也可牵引患者足趾，在牵引下将患足左右摇摆，内翻与外翻3～5次。

〔手穴治萃〕

针刺阳池穴治疗急性踝关节扭伤31例。取同侧阳池穴，常规消毒，针尖对准穴位，快速进针至皮下，得气后留针30分钟。留针期间病人可自行按摩，使循环改善，瘀血吸收，疼痛缓解。疗程与疗效：针刺2次痊愈9例，针刺3次痊愈8例，针4次痊愈5例，针5次以上痊愈9例。针刺同侧阳池穴治疗急性踝关节扭伤31例，疗效明显，特点是疼痛减轻快，肿胀吸收好，其原因可能是针刺部位和病变部位形态相似，功能相似，符合中医学上病下取，下病上取的原则，从而达到治疗目的。[牟治修. 中国针灸. 1985，(6)：8]

九、指（趾）头炎

〔概说〕指（趾）头炎临床以中、小学生较为常见。手指（趾）感染，属于中医学手足部疔疮之范畴，其病因病机多因脏腑蕴热蓄积，正邪相搏，热毒炽盛，气血壅滞于手足皮肉之间而致。患者指趾在2～3日成脓，溃后如脓毒浸淫范围小的可迅速治愈，但每因指甲积脓或肉芽增生，则需拔甲方能治愈。

〔手穴治法〕

（一）艾熏疗法

选穴：指头感染部位。

操作：取玻璃或不锈钢熏艾器1个、用20至30克艾绒置熏器中，用火柴点燃，用口吹灭火苗，用艾烟熏灸指头感染部位，每日1次，每次20分钟。

（二）点刺放血疗法

选穴：少商、中冲、关冲。

操作：用0.9%的生理盐水冲洗双手后，用三棱针点刺以上穴位，并放出0.5～1毫升血液，每日1次，两手交替进行。

〔手穴治萃〕

艾熏治疗指（趾）头炎40例临床观察。治疗方法：①用生理盐水清洗患处，病灶部分已化脓者，用三棱针点刺放出脓液。嵌甲者，剪去部分指（趾）甲。肉芽增生者，用三棱针点刺破坏肉芽组织。②用20克艾绒置于熏艾器中燃烧，以烟熏病灶部位20分钟，熏后以消毒敷料包扎患指（趾）。疗效观察：①疗效标准：痊愈：局部症状、体征消失，创面愈合，患指（趾）功能完全恢复；无效，连续艾熏14次以上无效，症情无改善。②治疗结果：急性炎症7例，嵌甲6例，甲下瘀血5例，肉芽增生8例，均完全治愈；指（趾）头化脓14例中，治愈11例，无效3例。［叶春枚．安徽中医学院学报．1986，5（1）：44］

十、指甲癣

〔概述〕甲癣为皮肤科常见病，中青年易患，每年春夏易发，秋冬渐愈，反反复复，难以治愈，发病时瘙痒难忍。中医认为，此病乃指端为湿热之邪流注，气血受阻，血瘀于局部所致。病久常致指甲板增厚，高低不平，呈灰褐色，没有光泽。

〔手穴治法〕

（一）针刺疗法

方法1：

选穴：合谷、劳宫。

操作：取患侧，患者伸手自然放于桌面上，医者左手轻轻撑开患者合谷穴局部皮肤，直刺进针，向劳宫透刺。并提插捻转1分钟，留针30分钟，根据病程长短、每年发作次数决定治疗时间。

方法2：

选穴：四缝。

操作：用较粗毫针，对准穴位，深刺入皮下，轻轻捻转3～5次，不留针。

（二）七星针疗法

选穴：病变局部。

操作：先用0.1%的新洁尔灭或生理盐水洗手消毒，以右手持针柄，用叩刺法，每分钟100次左右，叩击时，针尖要垂直下去，用力均匀，使局部皮肤微有渗血。

（三）点刺放血疗法

选穴：十王。

操作：用粗毫针或三棱针轻轻点刺，放出少许血液，用消毒干棉球擦拭干净。

（四）艾熏疗法

选穴：患病指甲。

操作：用火点燃艾叶或艾条，用艾叶烟熏灸，每日1次，3次为1疗程。

〔手穴治萃〕

［冯继申，等．针刺合谷透劳宫治疗指甲癣16例．中国针灸．1992，(5)：46］

16例中男11例，女5例；年龄20～39岁；病程一年以内6例，1年以上者10例，有2例长达10余年。16例均为单手患病，病在一指者 9 例，二指者 4 例，三指者 1 例，四指者 2 例。治疗方法：取患侧合谷透劳宫，留针 30 分钟。每年针刺 3～5 次，每次间隔 1 月，伴手癣瘙痒者，随时针刺。甲癣愈后，再继续治疗 1～3 年，每年针刺 1 次。结果：16 例中，指甲恢复正常，无自觉症状，随访 2 年未复发者 14 例。另 2 例于瘙痒消失后中断治疗，后又复发。

十一、丹　毒

〔概述〕丹毒俗称"流火"，是由溶血性链球菌感染引起的急性皮肤病，常继发于足癣、炎症或外伤之后。患者突然发病，先有寒热，继则局部出现红斑，迅速向四周蔓延。患处皮肤呈鲜红色，表面紧张光滑，略高起，有胀痛。附近淋巴结肿大，有压痛。白细胞增高，尿中可出现蛋白。如下肢丹毒长期反复发作，可使淋巴管阻塞，结缔组织增生而引起象皮肿。

〔手穴治法〕

（一）针刺疗法

选穴：四缝。

操作：用三棱针，常规消毒后，刺四缝穴，挤出黏液，取同侧刺法，即病在右侧取右手，病在左侧取左手。每日 1 次，3 次为 1 疗程。

（二）点刺放血疗法

选穴：十宣。

操作：用三棱针或粗毫针，常规消毒后，十宣每次选穴 3～5 个穴位，点刺放血，交替进行，每日 1 次。

〔手穴治萃〕

针刺四缝穴治疗丹毒 44 例。治疗方法：局部常规消毒后，用消毒三棱针刺四缝穴，挤出黏液。病在左侧刺左手，病在右侧刺右手，病在中刺两手。病情轻时只刺中指一穴即可。隔天一次。3 次无效改用他法。疗效观察：痊愈 38 例，其中针刺 1 次 10 例，针刺 2 次 19 例，针刺 3 次 9 例。显效（即针刺 3 次全身症状消失、局部症状明显好转）4 例，无效 2 例。中医学认为四缝穴治疗小儿疳积有奇效。四缝穴与脾胃关系密切，通过针刺四缝穴调整脏腑功能，使经络通畅，气血和顺，治丹毒而收功。[王清彦. 陕西中医. 1986,(11):528]

十二、疔 疮

〔概述〕疔疮是发病迅速而危险性较大的疾病，此证随处可生，但多发于颜面和手足等处。如处理不当，发于颜面的疔疮，更容易走黄，而导致生命危险；发于手足的，则可以损筋伤骨，影响手足功能。

〔手穴治法〕

(一) 点刺放血疗法

选穴：商阳。

操作：手足疔放患侧，面部放对侧，用三棱针点刺放血数滴。

另外，治疗期间可配合内服五味消毒饮，黄连解毒汤加减。外治可配合玉露散、九一丹生肌散，用于初期、中期、后期。

(二) 割治疗法

选穴：患病部位。

操作：手指疔在指掌侧面作一纵形切口，切开后用药线蘸八二丹或九一丹插入疮口，外敷金黄膏，切口不可在指掌正中，以免术后形成瘢痕。手掌部疔疮沿手掌纹切开排脓依上法。

〔手穴治萃〕

商阳穴治面疔举案：

患者：男性，35 岁。

主诉：鼻旁疼痛 2 天，加重 1 天。

患者两天前感觉鼻旁痒痛，只见鼻翼外方有一粟粒样小疮，未加注意。今日局部感觉发热，且疼痛加剧。查患者左侧鼻旁恰在迎香穴处生一小疮如粟粒，坚硬似钉，周围皮肤微红，范围 0.5 厘米左右，舌红、苔黄腻，脉滑数。素嗜酒，大便秘，常 2~3 天 1 行。

治疗经过：选手阳明大肠经商阳穴，用三棱针点刺放出浓稠鲜血5～6滴。(先右侧后左侧)。翌日二诊，疼痛大减。面部红肿已消，于该穴再放血1次。三诊，已基本无痛感，以两剂五味消毒饮善其后。

按语：商阳穴为手阳明经井穴，在此穴放血，迅速泻其热毒，故能治疗其经所致的颜面疔疮。适应于疔疮的早期，如肿势增大，脓头破溃，甚则出现走黄危症，则本法不宜。［王惠玲．天津中医．1991，(2)：43］

第三节　妇科病症

一、痛　经

〔概述〕痛经是在经期内或经期前后发生下腹部疼痛。严重的可伴有恶心、呕吐或其他不适。痛经可分原发性和继发性两种，在月经初潮时即有下腹部疼痛的为原发性，行经以后常由于盆腔炎，子宫肌痛，子宫内膜异位症等所致者为继发性。中医学认为，由于六淫侵袭或生活环境改变、精神刺激等，使冲任胞宫机能失调，经脉受阻、血运不畅所致。

〔手穴治法〕

(一) 针刺疗法

方法1：

选穴：头顶点。

操作：患者伸掌，医者拇、食指捏住患者中指第二关节，紧靠骨膜直刺0.3～0.5分，每日1次，行经前针3～5次。

方法2：

选穴：少府。

操作：少府与劳宫相平，患者仰掌，常规消毒后，针0.5～0.8寸，每日1次。

(二) 手针点压疗法

选穴：神门、小节，第二掌骨侧。

操作：医者用右手拇指指尖，对准穴位，每穴按压3～5次，经前按压7天。亦可嘱患者自行按压。亦可用火柴棒、发夹、牙签等点压穴位。一般刺激程度以患者能够耐受为度。

二、子宫收缩乏力

〔概述〕在分娩过程中，子宫收缩力的强弱，是决定产程进展快慢的主要因素。如子宫收缩力弱或不规则，则收缩时间短，间歇时间长，以致子宫口扩张缓慢，产程延长，称为子宫收缩乏力。若总产程超过30小时以上者称为滞产。由于产程延长，易发生胎儿宫内窒息，产后子宫弛缓出血，及产后感染。

〔手穴治法〕

（一）针刺疗法

选穴：合谷。

操作：常规消毒后，用1.5寸长毫针直刺，当出现针感后，行烧山火手法10～15分钟。

资料：据安徽宿县人民医院针灸科秦德铨副主任医师介绍。近50年来，遇产妇宫缩无力刺合谷均能收效。

病例：沈某，女，25岁。1967年9月13日入院。从晚8时许即破浆，至次日上午10时许，无宫缩反应。因病人畏惧手术，即刺合谷（右手），施烧山火手法，10分钟后即分娩。

（二）电针疗法

选穴：合谷。

操作：用28号毫针刺入穴位0.8寸深，经提插捻转手法后，寻出感应最强点，接通电针仪，将两根导线分别连接在两枚毫针的针柄上。根据治疗需要，选择波形和频率。输出强度以产妇能耐受为度，待宫缩出现后关机，宫缩乏力再行刺激。至胎儿娩出停止。

按语：产妇宫缩乏力，常见于身体虚弱与精神过度紧张。病人主要表现气虚。《针灸聚英》载："合谷妇人妊娠可泻不可补，补即坠胎"。可见"补合谷"，有益气增强宫缩的作用。

（三）穴位注射疗法

选穴：合谷。

操作：用蓝芯1毫升注射器抽取催产素1毫升（10个国际单位），取右侧合谷穴，常规消毒后，用针刺手法刺入，找麻木酸胀感最强点（得气后）注射药物0.2毫升（2个国际单位）。一般在注药6～10分钟即可出现强有力、时间长的宫缩。30分钟内胎儿娩出。

〔手穴治萃〕

据包头医学院第一附属医院妇产科胡青萍等报道，在分娩过程中对二产程宫缩乏力者，采用小剂量催产素不同部位注射（合谷穴与三角肌），经临床观察合谷穴有明显的增加宫缩强度，延长宫缩持续时间，缩短产程的作用。治疗400例，随机分为合谷组和三角肌组，每组200例。两组年龄均在20～37岁之间。用蓝芯注射器配6号针头抽吸催产素1毫升（100）合谷注射组；右侧合谷穴消毒后，用针刺手法刺入，找到麻木酸胀最强点注药0.2毫升。三角肌注射组，选右臂三角肌常规注射部位消毒后，注用同等药量0.2毫升。

结果：疗效评定标准：显效：注药后5分钟内，出现持续时间长，强度大，间歇短的宫缩，胎儿在10分钟娩出，产后出血量<200毫升。有效：注药后6～10分钟内，出现持续时间长，强度大，间歇短的宫缩，胎儿在30分钟内娩出，续10～20分钟胎盘娩出，产后出血200～300毫升。无效：注药后10分钟同注药前，胎儿30分钟后娩出，需手术助产。胎盘20分钟后剥离，部分需人工剥离，产后出血>350毫升。结果合谷组显效128例，有效64例，总有效率为96%；三角肌组显效32例，有效71例，总有效率为51.5%。

三、乳汁过少

〔概述〕由于贫血、营养不良、产后流血过多、产褥感染、消化不良、腹泻等引起，也可因产后休息不好，精神紧张或饮食不当所致。中医学称其为“缺乳”、“乳汁不行”，并认为多由气血虚弱或肝郁气滞所致。

〔手穴治法〕

穴位注射疗法

选穴：合谷。

操作：用1次性注射器抽取0.5%普鲁卡因1毫升，加维生素$B_1$100毫克，穴位注射，每日或隔日1次，3次为1疗程。治疗期间注意加强营养，给予小米或红枣煮稀饭，猪蹄汤等。

按语：乳汁乃气血所化生，合谷穴为阳明大肠之原穴，阳明为多气多血之经，取之以旺盛气血而利于乳汁分泌。维生素B_1穴注，可增强穴位疗效并资营养。

四、乳腺炎

〔概述〕急性乳腺炎多发生在初产妇产后，有乳头创伤或乳头发育不良史，多为葡萄球菌感染，因乳管阻塞、乳汁淤积，细菌直接侵入所致。早期乳房肿胀，局部硬结，进而红、肿、热、痛，形成脓肿则有波动感，感染表浅者可自行破溃。

〔手穴治法〕

（一）针刺疗法

方法1：

选穴：列缺。

操作：用30号1.5寸不锈钢针，以15°~20°角向上斜刺，针刺左侧，进针得气后拇指向前，食指向后，频频捻转，症状缓解后，留针30分钟。留针期间，每10分钟行针1次。

方法2：

选穴：前谷。

操作：常规消毒后，用毫针直刺穴位0.3~0.5寸深，得气后捻转1分钟，行针10~20分钟。

（二）点刺放血疗法

选穴：少泽。

操作：用三棱针或26～28号毫针，快速刺0.1～0.3寸，出针后轻轻挤压穴位，放血数滴。放血后用干棉球擦拭，并轻轻拍打上肢。气血虚损者可灸3～5壮。

资料：《针灸大辞典》载：少泽……主治头痛、寒热、咽喉肿痛、乳肿、乳汁少……

五、产后身痛

〔概述〕产后身痛俗称产后风，是指分娩后的遍身疼痛。中医学认为产后百节开张，血脉流散，卫外不固，颇易受风寒侵袭，风寒之邪流窜经络，遂出现遍身疼痛。

〔手穴治法〕

针刺疗法

选穴：小节

操作：用28号1.5寸毫升，沿无名指向液门穴刺入1寸深，用拇、食指捻转，用泻法。

资料：据辽宁中医学院针灸系王跃斌报道：针刺小节治疗产后身痛效果好。

第四节　儿科病症

一、百日咳

〔概述〕百日咳又称顿咳，好发于冬春季节，以2～5岁小儿为多见。本病的病原体为百日咳嗜血杆菌，患儿为唯一传染源，咳嗽时随飞沫传播。病菌入侵后即在喉部、气管、支气管黏膜繁殖。细菌和痰液的大量积聚，使黏膜层的纤毛运动受影响，妨碍呼吸道分泌物的顺利排出。这些分泌物不断刺激呼吸道的神经末梢，而引起痉挛性咳嗽。中医认为，本病是由时行风邪引起。《幼科金针》中说："夫天哮者……盖因时行传染，极难奏效。"时邪袭于肺卫、肺失清肃，痰浊阻于气道，肺气不能宣达，以致上逆顿咳。

〔手穴治法〕

（一）推拿法

取穴：肺经、小天心、大横纹。

方法：①清肺经。旋推或指尖向上直推约200次。“正推向外泄肺火”，“侧推向里补肺虚”。②掐揉小天心。掐后继揉，约30次；捣约30次。③分推大横纹。仰掌，掌后腕横纹，从中间向两侧横推或合推约50次。

（二）点刺放血

取穴：四缝、少商、商阳、中冲、关冲、少泽。（以上任选1～2穴）

方法：常规消毒局部皮肤，用三棱针疾速点刺后，挤出少许血液或液体，再用消毒后的干棉球拭净。

（三）针刺疗法

取穴：太渊、少商、板门、合谷。

方法：局部常规皮肤消毒，用不透钢1～1.5寸针，直刺或斜刺，少商穴点刺不留针，其他穴位针刺0.5～1寸。

（四）七星针疗法

取穴：十宣。

方法：啄刺法，医者用手捏紧患者手指，使指尖瘀血后而刺之，所流出的血多不过数滴，施术前要注意常规消毒，按操作要求操作。

〔手穴选萃〕

［孙福生，刘大坤．三棱针点刺四缝穴治疗百日咳．中国针灸．1989，（6）：54］

以三棱针点刺四缝穴治疗百日咳26例，均经药物治疗效果不显而前来就诊。方法：在常规消毒下，用三棱针疾速点刺后，挤出少许澄明黄色液体或血液，再以消毒后干棉球拭去即可，一次未效者，次日继针二次。

针刺后当日咳嗽明显减轻，次日不再有痉咳者为痊愈，26例中经1次愈者13例，2次治愈者13例，治愈率为100%。

病例：某女，6岁，（父代诉）三周前感冒后伴阵发性连声咳嗽，昼轻夜重，不发烧，咳时必吐出些痰涎方休。经当地医生给止咳药不效而去西安市儿童医院诊治，确诊为“百日咳”，给打针吃药一周仍无效果，遂来求诊。经查：两肺满布痰鸣，咳呈痉挛性连声咳嗽，间歇中有特殊吸气回声，因憋气泪流满面，后吐出少许痰涎咳止。诊为百日咳。即以上方法治疗1次。翌日其父来诉：患儿咳嗽夜间明显减少，且程度减轻，今日尚未见咳而告愈。

［董维桢．针刺出血治疗百日咳．江西中医药．1985，(3)：38］

治疗方法：①取穴：少商、商阳、中冲、关冲、少泽、经渠、内关、尺泽均双。②针刺方法：井穴用三棱针点刺出血，其他穴位可根据患儿体质而定。治疗百日咳，主以泻热、豁痰、解痉为主，故方中取上肢诸井穴点刺出血，以泄热开窍，缓解痉挛。经渠为肺之经穴，清金泻火，宣肺豁痰；尺泽为肺之合穴，清泄肺气，止咳平喘，能清痰涎；内关通于阳维，为心包之络，能宽胸调气，诸穴相配，痉咳乃愈。

二、急性扁桃体炎

〔概述〕急性扁桃体炎是儿科最为常见的上呼吸道疾病。临床以咽部扁桃体红肿、吞咽不利为主要特征。急性扁桃体炎多为链球菌感染。反复感染，细菌毒素经腺窝周围血管网，吸收后传播到周身。因而扁桃体成为不少全身性疾病的病灶（如风湿热、肾炎等）。中医称扁桃体炎为“乳蛾”，如已化脓，则称之为“喉痈”。认为其病是外感风热，火毒上攻咽喉所致。

〔手穴治法〕

（一）针刺疗法

方法1：

选穴：中渚。

操作：用28号毫针，进针稍向上斜刺，得气后，拇指向后，食指向前捻转4次，将针提至皮下行提插术，再如前法捻转，留针30分钟。若痛未止，再重复前法。

来源：《单穴治病选萃》：翟兴明等用中渚穴治急性扁桃体炎，止痛效果迅速，有针到痛止之效。

病例：于某，女，26岁。1989年4月2日诊，诊断：急性扁桃体炎。患者咽喉疼痛2日，伴恶寒发热。检查：咽部红，扁桃体Ⅱ°肿大，体温38℃。化验WBC总数13000/mm^3，中性81%，淋巴19%。穴取中渚，得气后如法操作，术毕疼痛止。留针30分钟，间歇运针2次，共针2天痊愈。

方法2：

选穴：鱼际。

操作：扁桃腺左侧肿大取右侧鱼际穴，右侧肿大取左侧鱼际穴，双侧肿大刺双鱼际。刺入角度成60度，针尖向腕部，针入1.2寸，待得气后行雀啄法提插1～2分钟，留针20分钟。

来源：《单穴治病选萃》。

方法3：

选穴：合谷。

操作：用1.5寸毫针，当进针后出现针感时，行透天凉法，留针15分钟。

病例：王某，女，8岁。患者每年冬春急性发作急性扁桃体炎。伴全身高热，有时静脉输入大量抗生素效果亦不佳。数年不能根除。已成痼疾。经刺双合谷，施以透天凉手法，留针15分钟，数次治愈。经访此后2年未再发。

按语：扁桃体炎从中医学立论为肺经实火，热毒上攻咽喉，刺合谷可泄肺经实火。

方法4：

选穴：少商。

操作：用28号或30号1寸毫针，直刺约1分左右，用泻法，留针15～20分钟，至患者觉疼痛明显消失将针取出。

按语：少商为手太阳肺经井穴，属本经气所出，具有解毒退热，开郁散结之功效。

（二）点刺放血疗法

方法1：选穴：少商、商阳。

操作：取患者拇指和食指，常规局部皮肤消毒后，医者以右手持三棱针或较粗的毫针点刺后，用拇、食指挤压，放出几滴血液。均点刺双手双穴。每日1次，一般1～3次愈。

按语：点刺放血疗法清热解毒效果好，消肿止痛快。选用手太阳经井穴少商和手阳明经井穴商阳。肺与大肠相表里，太阴肺与阳明大肠一里一表互相络属。二穴配用，一清一解，热毒清解，效专力宏，相得益彰。

方法2：

选穴：中冲。

操作：用三棱针或粗毫针点刺出血。

按语：中冲穴为心包经井穴，扁桃体炎患儿高热时常出现惊厥，甚则热入心包，出现神昏谵语。中冲穴放血可泄热，热毒清解，惊厥神昏，谵语自止。

三、小儿肺炎

〔概述〕小儿肺炎以发热，咳嗽，呼吸困难为主要症状，好发于冬春季节，多并发于感冒、麻疹、百日咳等呼吸系统疾病和急性传染病的过程中。临床上以支气管肺炎最为常见。病原以细菌（肺炎球菌）和病毒感染引起。中医认为，肺炎属温热病范畴。“温邪上受，首先犯肺”，治疗上按卫、气、营、血辨证施治。

〔手穴治法〕

（一）针刺疗法

方法1：

选穴：合谷、肺穴、阴池。

操作：常规消毒后，合谷穴直刺1～1.5寸。提插捻转，用泻法。肺穴、阴池直刺0.5寸。每日1次，3次为1疗程。

方法2：

选穴：鱼腹、孔最、三间。

操作：常规消毒后，以上穴位分别直刺0.3～0.8寸。轻捣1分钟，用泻法。

（二）点压疗法

选穴：合谷、少商、靠山。

操作：医者用拇指指尖，对准穴位，轻轻点压，每穴点压3～5次。痰多加太渊，孔最，咳喘甚点压肺穴，咳嗽伴呕吐涎沫加阳溪。

（三）推拿疗法

选穴：肺经、三关、二扇门、心经、小天心。

操作：常用推拿是：清肺经200次，推上三关100次。偏于寒者揉二扇门50次，以宣肺解表；偏于热者，清天河水50次，以辛凉解表，宣肺化痰；热毒甚者掐十王、清心经、补脾经，揉小天心，以清热解毒。

四、小儿暑热症

〔概述〕小儿夏天长期发热，伴有口渴多饮、多尿、少汗或无汗。尤以暑热天气为甚，凉爽天气则轻，秋凉消退。为婴幼儿期所特有。多见于6个月至2周儿童，故称小儿暑热症。本病与小儿时期体温调节不健全有关。中医认为：小儿脏腑娇嫩，形气未充，若外感暑气，熏灼皮毛，腠理闭塞不开，汗不能泄，热不得散而发热。

〔手穴治法〕

（一）针刺疗法

方法1：

选穴：中冲穴。

操作：中指指端常规皮肤消毒后，用30号1寸毫针，快速刺入皮下约1～1.5分。然后轻捣1～2分钟，用泻法，旋即出针，不按压针孔。

按语：中冲是心包经井穴，对暑热致小儿心烦、口渴、躁扰不宁，针此穴有泄热醒神之功。暑热症多为实证，热证。故针刺时用泻法，不按压针孔。

方法2：

选穴：少商、鱼际。

操作：常规皮肤消毒后，用30号1寸毫针，快速刺入0.5寸左右，轻捣1分钟左右，用泻法。每日1次，3次为1疗程。下午发热时针效果较好。

（二）点刺放血疗法

选穴：十宣。

操作：常规皮肤消毒后，用三棱针速点刺，挤出少许血液，用于棉球擦拭干净。

（三）割治放血疗法

选穴：鱼际

操作：用温水或热毛巾擦拭小儿鱼际部脉络，反复几次后，静脉显露出来。常规皮肤消毒，用手术刀尖端，点割脉络，使之出血数滴，然后用干棉球压迫，用胶布固定。

五、小儿低热

〔概述〕正常小儿腋下体温一般为摄氏36℃～37℃。若较长时间的体温波动在37.5℃～38℃之间，称为低热。有的病人，目前用现代医学检查方法不能检出病因，称为原因不明的低热。考虑排除致热原引起的感染性发热外，多与小儿的体温调节中枢不健全有关，故也称为“功能性低热”。临床除有低热症状外，常伴有纳呆、乏力、神疲等症。

〔手穴治法〕

（一）针刺疗法

方法1：

选穴：四缝穴。

操作：用28号0.5寸毫针，持针体使针尖露出5分，对准穴位快速刺入1～1.5分，捻转3～5次并快速出针，以见黄白色油珠样液体或略加挤压至有液体冒出为准。每日针1～2次，3～7日为1疗程。

来源：郭传士．福建中医药．1988，（3）：9。据报道治疗

小儿低热120例，神经性低烧57例中55例有效；呼吸道炎症低烧27例中有效24例；消化道炎症性低烧36例中有效35例。此外，还对照观察了以本法和青霉素治疗30例，结果针刺疗组优于青霉素治疗组。

方法2：

选穴：合谷（双）、鱼际（双）、少商（双）。

操作：28号毫针1～1.5寸长，常规皮肤消毒后，快速刺入皮下，用泻法，留针10～15分钟，每日1次，1周为1疗程。

按语：小儿低热病因复杂，多为邪留肺卫、湿热蕴结、乳食积滞等，清肺泻大肠为其正治。少商为手太阳井穴，能清肺热。合谷为手阳明经原穴，能通腑泄热。

（二）点刺放血疗法

选穴：少商、商阳、关冲。

操作：用三棱针，常规皮肤消毒后，快速刺入，挤出2～3滴血。

按语：本法适于由于感染引起的小儿低热不退、邪毒久恋之症。肺五行属金、商阳、关冲为阳经井穴，阳井属金，火已犯肺、针刺放血有泻火育金之功。故可治疗小儿低热。

（三）推拿疗法

选穴：肺经、大肠经、胃经、二扇门、脾经。

操作：旋推或向指尖方向推，每穴100次推肺经，大肠经；胃经；掐二扇门3～5次，揉30次；久病体弱加脾经，采用揉法，约300次。

按语：《幼科推拿秘书》：“正推向外泄火，侧推向里补虚。”肺经、大肠、胃经，采用外推以泻蕴结之热。《推拿捷径》亦指出：“发脏腑之热，且能出汗者，应揉二扇门。”说明揉“二扇门”可治小儿低热，与其他肺经、大肠经穴位配合效果更佳。小儿低热，多久病耗伤正气，故揉补脾经，以助气血生化之源。

六、疳　积

〔概述〕疳积与现代医学所称的营养不良相类似。多由饮食不当、营养不足、消化功能不健全、经常呕吐、腹泻等多种因素而致。由于脾胃虚损，运化功能失常，致使水谷精微化生气血津液的功能发生障碍，临床表现形体消瘦、毛发稀疏、气血不荣、肚腹胀大、食欲低下。严重时不仅影响生长发育，而且还易并发其他疾患。故应积极防治。

〔手穴治法〕

（一）针刺疗法

方法1：

选穴：四缝穴。

操作：取患儿双手，常规皮肤消毒后，医者左手固定患儿四指，用28号毫针，对准穴位，直刺1分左右，然后用拇，食指挤尽黄色油珠样液体。隔3~5天再如上法治疗1次。

病例：王某，男，2岁半。半年多来逐渐消瘦，毛发黄且稀疏成穗，面色苍黄垢滞、腹大如鼓、腹皮薄、大便经常稀溏，尿如米汤。其母诉孩子能吃但不长肉，诊为疳积。刺双手四缝穴，挤出较多的黄色油珠样液体。并嘱其家长，适当控制小儿饮食，不吃生冷油腻。二周后来诊，孩子外形如换一个，面色已见红润，腹大已消。再刺1次，如上法，一月后复诊已基本痊愈。

方法2：

选穴：胃肠点。

操作：伸掌，常规消毒后，用28号毫针，选准穴位，进针0.3寸左右。患儿可有抽麻感而哭闹。注意不要弯针。每日1次，每次扎一只手，连续治疗5~7日为1疗程。

（二）割治疗法

选穴：鱼际。

操作：左手握患儿2~5掌指，并固定拇指呈外翻状，使割治部位充分暴露、消毒。左手持手术刀，刀刃朝上避开血管，迅速戳入穴位，行纵行切口，刀口长 0.4 ~0.5 厘米，深 0.3 ~0.4 厘米，此时皮下脂肪溢于皮外，医者易刀换钳，把暴露之脂肪慢慢全部撕掉，用消毒棉垫按压片刻后，用消毒敷料固定。预防感染，7 日后如未愈者，再割治另一只手。治疗期间忌肥甘厚味，节制饮食。

按语：鱼际为手太阴肺经输穴。肺主一身之气，能使水谷精微布散周身。疳积为营养缺乏、气血虚损。治疳必治脾，治脾先治肺。故割治肺经鱼际穴可治疳积。

（三）手穴推拿疗法

选穴：脾经、胃经、大肠、板门。

操作：补脾胃经。两经在拇指螺纹面。旋推或直推 300 次（见图 4-3）；大肠经在食指桡侧缘，自指尖向虎口方向直推 100 次；揉板门 30 次，自拇指揉向掌根。每周为 1 疗程。

按语：脾胃经在儿科推拿中最为常用。脾胃在五行中属土，“万物土中生”，脾为后天之本，小儿脾常不足、大凡推必先推脾胃经。《幼科推拿秘书》：“五脏俱能成疳，先从脾伤而起。”脾家一脏有病不治，日久必有传变，虚损五脏。治疗时可采取多种方法。

七、小儿腹泻

〔概述〕小儿腹泻是儿科常见病，尤以婴幼儿为多。多见于夏秋季节。因小儿“脾常不是”加之饮食不节或感受风、寒、暑、湿、伤及脾胃。以大便次数增多，粪便稀薄，甚则泻如水样为主症，治不及时，可致气液耗损，久之造成小儿营养不良。

〔手穴治法〕

（一）穴位点刺法

方法 1：

选穴：止泻三穴。

操作：止泻三穴位于拇指和食指指关节中央。伤食泄泻或单纯消化不良针双手，点刺一、二穴出血，用泻法，隔日 1

次；脾虚兼消化不良腹泻，针双手一、二穴点刺出血、为泻法，三穴点刺不出血，为补法。隔日1次。

来源：李玉环，等．新中医．1991，(3)：36。穴位点刺治疗小儿腹泻546例。男287例，女259例；最大年龄6岁，最小为新生儿。患儿大便镜检18%脓球（+～+++）；20%白细胞（+～+++）或有脂肪滴；33%镜检阴性伴消化不良；7%有不同程度的脱水征；10%伴有恶心，呕吐；12%有轻度发热。治疗结果，针治1次而愈者239人，针2次愈者164人，针3次愈者126人，总治愈率97%。

按语：李玉环等认为，止泻三穴属经内奇穴，一穴属手太阴肺，二、三穴属手阳明大肠。肺主宣发肃降，通调水道，为水之上源。利小便可实大便。总之，点刺止泻三穴，可以调整胃肠功能，从而达到治疗腹泻的目的。

方法2：

选穴：四缝穴。

操作：取双手四缝穴，常规穴位皮肤消毒，用三棱针或粗毫针点刺，放出少量液体。

按语：点刺四缝穴可以调理脾胃功能。一切消化系统疾患，如疳积、腹泻，小儿厌食、呕吐、便秘等均有效。

（二）推拿疗法

选穴：脾经、大肠经、小肠经、外劳宫、上三关、板门、内八卦。

操作：旋推脾经200次；直推大肠200次；清小肠100次；揉外劳宫50次；推上三关100次；推板门100次；运内八卦按顺时针方向50次。

按语：推脾、大肠经为主，重在调整脾胃功能，使水湿得化，水谷变为精微。清小肠增强其泌别清浊功能。揉外劳宫《小儿推拿方脉活婴秘旨全书》指出："止泻用之"。"外劳宫在指下，正对掌心是穴，治粪白不变，五谷不消，肚腹泻泄。"板门穴可治呕吐、泻泄、胃痛、腹胀。运内八卦有"左转止吐，右转止泻"之说。上述手穴，为儿科推拿常用穴，合用起到健脾养胃，化食滞、泌清浊、止吐泻等功能。

八、小儿厌食症

〔概述〕小儿厌食症在临床工作中极为常见，和小儿喂养不当，偏食或饮食不洁有关，严重影响小儿的生长发育。

〔手穴治法〕

（一）推拿疗法

选穴：脾经、内八卦、板门

操作；①推补脾土：医者左手握住患儿左手，以右手拇指沿患儿左拇指桡侧面，以指尖向指根推200次。②逆运内八卦：将患儿左手掌固定，以患儿掌心为圆心，以掌心至中指根横纹约2/3处为半径，逆时针方向作运法100次。③揉板门：揉约30次。每日1次，6天1个疗程。

资料：据福建省厦门市中医院宋坤杰等报道，用推拿法治疗小儿厌食162例，经2个疗程治愈106例，占65.4%：好转61例，占31.4%；无效5例，占3.08%；总有效率为96.92%。除按上述推拿手法操作外，并配合摩腹、捏脊疗法。过食生冷瓜果者加推三关100次；兼有呕吐者加推天柱穴；兼有腹泻者加推大肠150次；属脾胃阴虚者加补肾水200次，揉二人上马100次；兼见食积发热者加清天河水。一般以六天为1疗程。

（二）针刺疗法

选穴：四缝穴

操作：用28号毫针（短），常规消毒后，直刺，刺破皮肤，挤出黄色黏液。然后用干棉球擦拭干净。观察疗效，不愈，隔几日再针。

九、小儿惊厥

〔概述〕惊厥或称抽风、惊风，是小儿时期较常见的中枢神经系统器质或功能异常的紧急症状。在婴幼儿期更为多见。惊厥发作的典型临床表现是意识突然丧失，多伴有双眼上翻、凝视或斜视，面肌或四肢强直、痉挛或不停地抽动，发作时间可由数秒至几分钟，有时反复发作，甚至呈持续状态。中医认为小儿“肝常有余”，无论是高热、血虚、气陷均可引动肝风，而发生惊厥、抽搐。

〔手穴治法〕

（一）针刺疗法

方法1：

选穴：十宣、合谷。

操作：取小儿双手指端十宣穴、强刺激。取双合谷用泻法。

按语：小儿惊厥，多由高热引起，强刺激十宣穴有降温解痉作用。合穴泻法可退热降温。在针刺时亦可配合用50%酒精擦上肢和前胸。或置冷水袋于前额、腋窝、腹股沟等处。

方法2：

选穴：后溪穴。

操作：使患儿微握拳，常规穴位部皮肤消毒后，直刺0.5~1寸。提插捻转，强刺激，刺激时间和强度根据患儿情况而定。一般20~30次，间隔2~3分钟后，可再行刺激。惊抽止，不再行强刺激。

病例：选《单穴治病选萃》陈仓子用后溪穴治疗小儿高热惊厥20例，疗效好。例：赵某，男，3岁，1989年2月25日就诊。其母代诉：患儿出麻疹2天，体温40℃，突发惊厥。诊见口眼及四肢痉挛抽搐，喉中痰鸣，腹胀如鼓。检查：未发现全身中毒症状，各种病理反射未引出。指纹透关射甲，色青紫，舌质红、苔粗黄，脉象弦数。治疗经过：常规消毒后，取右后溪穴，提插捻转，强刺激，30次后抽搐停止，2分钟后腹频转失气，旋即大便1次，5分钟后体温39℃，观察20分钟，抽搐未见再发，继续观察20分钟后，体温降至38℃，患儿已平安。

（二）点刺放血疗法

选穴：少商、十宣、中冲。

操作：上述穴位，可单用。如症情危重，单用力不逮，可共同选用。用三棱针或较粗的毫针，对准穴位，刺1~1.5分。

然后用拇、食指轻轻挤压，放出几滴血。

举例：据广州中医学院针灸系郑祥华副教授介绍：应用中冲穴点刺放血治疗小儿惊风10余例，均应针而愈、疗效满意。

按语：少商、中冲为井穴，放血有泻热启闭之功。十宣为经外奇穴，泄血可苏厥解痉以救急。临证应用每获良效。但上述穴位点刺放血，适宜于热证、实证、闭证，不宜于寒证，虚证，脱证。

（三）推拿疗法

选穴与操作：

推心经：心经位于中指螺纹面。自指尖向上直推，约100次。

清肺经：肺经位于无名指螺纹面，向指尖方向直推，约200次。掐约3~5次。

清肝经：肝经位食指螺纹面，由指尖向上直推100次。（此穴只清不补）

此外还可：掐端正、掐二人上马、掐精宁、掐威灵，捣小天心，推上三关等作为交叉配穴。

按语：小儿急惊风临床较为常见，推拿时以清、泻为要。慢惊风多由各种慢性疾病所致，如维生素D缺乏，以致血清钙降低，神经肌肉兴奋性增强，而出现手足惊厥和手足抽搐。治疗上除补充必需的钙剂外，可揉百会、补脾胃经、揉小天心、揉中脘、捏背、揉足三里等。

十、夜　啼

〔概述〕夜啼是指婴儿每到晚间啼哭吵闹，或间歇发作或持续不断，通宵达旦。引起夜啼的原因，多由脾寒、食积、心火盛、惊吓等，总之与心脾有关。《医宗金鉴》指出：“夜啼其因有二，一曰心热，二曰脾寒”。

〔手穴治法〕

（一）推拿疗法

1. 推手掌：

操作：患儿取坐、卧、站，大人扶抱等姿势均可，一手捏住小儿的小指，无名指，另一手以大拇指的螺纹面，在患儿掌面自指尖向上推至小鱼际再至手腕后，推九遍。

2. 补脾经，清心经，清肝经，揉外劳宫，揉小天心。

操作：见图。

3. 对惊恐而致者，掐十王、老龙、揉精宁、威灵。

操作：医者用拇指指甲重按穴位，每穴每次按压3~5次。每日1次，7~10次为1疗程。

（二）针刺疗法

选穴：四缝。

操作：医者左手握住小儿手指尖，伸掌，常规消毒后，用右手持针，可用28号1寸短针对准穴位，快速刺入，用手指挤压出少许液体。对食积，心火亢盛所致的夜啼有效。

十一、小儿遗尿

〔概述〕小儿遗尿是指年满3周岁、睡后经常尿床的病证。轻者数夜一次，重者一夜数次，多见于学龄儿童。其机理与膀胱的周围神经装置、中枢神经系统以及大脑皮层的功能紊乱、调节失调有关。多见于过于敏感，易兴奋的儿童。年长儿因白日游戏过度，睡前多饮，初换新的环境等，以致偶尔发生尿床，不属病态。

〔手穴治法〕

（一）针刺疗法

选穴：夜尿点。

操作：取双侧夜尿点，常规皮肤消毒后，用28号1寸毫针直刺1.3寸，留针15~20分钟，留针期间运针2~3次，每日1次，7次为1疗程。疗程期间休息3天，可连续治疗3~5个疗程。

按语：小儿遗尿与肺脾、肾、膀胱等关系密切，有的是卫生习惯不良造成。治疗期间，除调整脏腑功能外，注意纠正不良习惯。

（二）埋针疗法

选穴：列缺。

操作：用30号0.5～1寸毫针，向上（肘部）沿皮斜刺，施以提插补法，针感由前臂向肘部传导，每次运针2分钟、然后胶布固定，每日或隔日1次。

来源：《单穴治病选萃》

（三）指针疗法

选穴：四缝穴。

操作：医者用手拇指甲之中冲穴置于患儿四缝穴上，从食指开始，以适当的指压力按压四指四缝穴至筋骨部，然后按上述顺序，往复弹拨，医者指下即有滚动和“咔嚓”感觉。连续弹拨40～50次，弹拨后四指局部皮肤呈红晕为佳。每日1～2次，6日为1疗程，疗程间隔1日。

来源：邓世发．按摩与导引．1990，（3）：31。据报道治疗64例，痊愈54例，显效3例，有效3例，无效4例，总有效率为93.7%。疗效显著。

（四）割治疗法

术前准备：先用肥皂水洗净患儿双手，再用75%酒精常规皮肤消毒。铺消毒巾，戴无菌手套。穴在手2～3指间掌面，去指蹼缘0.4厘米处。

操作方法：在上述穴位处，用2%龙胆紫点做标记，术者左手握紧患儿手，先用手术刀柄在割治部位重压2～3分钟后，立即作纵行切口，长0.2～0.4厘米，深0.3厘米。术者双手紧用力挤压创口两侧，使皮下脂肪充分暴露，助手用血管钳将脂肪钳断夹除稍许，之后行无菌包扎，5～6天后切口愈合，再割治另一手。操作中注意无菌操作，术后严防感染，两天换药1次。

据文献报道，有效率为97%。

（五）推拿疗法

选穴：肾经、小肠、脾经、肺经、肾顶、丹田、三阴交。

操作：常用推拿法是揉丹田、三阴交、补肾经。对下元虚冷者加清小肠，掐肾顶；对脾肺气虚者加补脾经、肺经各200次。

十二、尿　频

〔概述〕小儿尿频是由于大脑发育不健全，受精神，心理因素的影响而引起的一种泌尿系统功能性疾病，又称小儿神经性尿频。它与尿路感染引起的尿频不同，尿路感染引起的尿频为频数短淋涩痛，即膀胱刺激征。此病则无。主要与肾气不足，过度紧张及寒冷有关。

〔手穴治法〕

（一）艾灸法

选穴：肾穴（夜尿点）

操作：用艾条或艾炷灸。艾条熏灸，每日 1 次，每次 20 分钟。艾炷可以直接灸或隔姜灸。每次 3 ~5 壮。

（二）针刺疗法

方法 1：

选穴：夜尿点

操作：取双侧夜尿点。用 28 号 1 寸毫针直刺皮下即可，留针 15 分钟，其间运针 1 ~2 次，每日 1 次，5 次为 1 疗程。治疗期间可根据中医辨证配合中药治疗。

方法 2：

选穴：中渚

操作：患儿微握拳，常规皮肤消毒后，取 1 寸毫针直刺 0. 3 ~0. 5 寸，每日或隔日 1 次，如虚寒，膀胱失约、可灸 3 ~5 壮，或用艾条灸 10 ~20 分钟。

按语：中渚，为手少阳三焦经之腧穴，有通调水道，宣畅三焦之气，使水有所制。故对尿频治疗有效。

（三）推拿疗法

选穴：肾经、脾经、命门（手）、膀胱（手）。

操作：旋推或直推肾经或脾经约 200 次。此两穴均用补法。推膀胱或命门约 100 次。

十三、尿潴留

〔概述〕尿潴留多是由于支配膀胱的神经功能失调，致使膀胱松弛，排尿无为，膀胱括约肌相对紧张。

尿潴留中医称之为癃闭。《景岳全书》中有“小水不通为癃闭”之说。亦有以小便不利，点滴而少，病势相对较缓者称为“癃”；小便不通，欲解不得解，病势急者称“闭”；多合称为“癃闭”。

膀胱是贮藏尿液的地方，又是管理小便出纳的器官。本病的形成，一是膀胱湿热阻滞，或肾热移于膀胱。膀胱气化不利则尿少而热闭不通；气化失司则腹胀满；肾阳不足，命门火衰、则排尿无力；气化无权则小便不能出。

〔手穴治法〕

（一）针刺疗法

选穴：后溪。

操作：患儿微握拳，常规消毒后，用28号针，快速刺入约0.5寸，提插捻转，约1分钟，每日或隔日1次。

（二）点穴疗法

选穴：少府、膀胱点、肾点

操作：采用常规点按方法，每穴点按1～2分钟，每日1次。连续点按10～15次为1疗程。

（三）手穴推拿疗法

选穴：肾经、膀胱、小肠、脾经。

操作：选准以上穴位，每穴推拿100次。配合摩腹，揉关元，按三阴交等手法。

下焦湿热者清肾经、清小肠，推膀胱。以清化湿热。

肾阳不足者：清补肾经，脾经、揉肾俞、揉龟尾，以温补肾阳。

另外可配合诱导导尿法，或探吐法，上窍开则下窍通。

按语：治疗癃闭，应根据“六腑以通为用”的原则，着重于通利小便。不论针刺、推拿、点穴等疗法。不论采用补法还是泻法（清、利）均着重于通小便。小便通则诸症除。小便不通在临症中属急症，应积极治疗。

第五节　神经系统病症

一、面神经麻痹

〔概述〕面神经麻痹是由于面神经受各种病因的损害而产生的一种症状。最常见的原因是面神经风湿性损害和耳内疾病。常在面部受寒或被冷风吹后发病。临床表现为不能蹙额、皱眉、闭眼、露齿、吹口哨和鼓颊等动作。

〔手穴治法〕

（一）针刺疗法

方法 1：

选穴：后溪穴。

操作：患者取端坐位，双手搭在双膝上，用 28 号 1 寸半毫针直刺进入，得气以胀麻并放散至手指为佳。每日 1 次，2 周为 1 疗程。

资料：据四川省达县人民医院陈勇介绍：用后溪穴治疗面瘫 40 例，效果很好，病程在半个月内 1 次治愈 5 例，3 个月以内 10 次治愈 10 例，6 个月内 15 次治愈 16 例，1 年以上治愈 9 例。

病例：任某，男，32 岁。1988 年 7 月 10 日就诊。主诉：面瘫 4 个月。患者 4 个月前睡眠醒时，自觉左耳后疼痛。左侧面部不能活动，眼睑不能闭合，鼓气时漏气，在地区医院诊为面神经麻痹。经中西药物和针灸治疗 3 个多月，进展不大。来我科就诊。检查：患侧眼裂大，睑不能闭合，鼻唇沟平坦，口角低，额纹消失，鼓气时漏气，有听觉障碍，语言謇涩不利，表情悲观，舌质淡苔薄白，脉稍浮。治疗：取左侧后溪，胀麻放至手指，施以强刺激，患者自感身热、额部有汗，停止刺激，留针 15 分钟，出针时再以中等刺激后缓慢出针。患者诉说患侧轻松，每日针 1 次，12 次而愈。治疗期间，出门戴口罩并用毛巾遮盖耳道及乳突部位，慎风寒，不用冷水洗脸。

方法 2：

选穴：合谷（对侧）。

操作：用 28 号 1～1.5 寸毫针，直刺 0.8～1.2 寸，可向劳宫透刺。得气后提插捻转 2 分钟，行针 15～20 分钟。针刺时可配合马钱子粉 2 分撒于药膏上，贴在患侧的太阳，牵正、下关、颊车穴，每次贴 2 个穴位，隔天更换 1 次。

按语：面神经麻痹中医学称为："口眼㖞斜"或"口僻"。认为由风邪入内，经络为风寒阻塞所致。历代医籍大都把它列入中风门中，《金医要略》指出："㖞斜不遂，邪在于络"。故治疗上以祛风散寒，活血通络为治则。合谷穴针刺，并配合马钱子穴位敷贴有利用在络之风寒之邪外出，血脉调和，面神经麻痹可愈。

（二）穴位注射疗法

选穴：合谷。

药物：维生素 $B_1$100 毫克，维生素 B_{12}0.1 毫克。如遗有面肌痉挛加胎盘组织液。

操作：取 5 毫升 1 次性注射液，吸取药液，常规消毒后，快速注入皮下，得气后，缓慢注入药液。隔日 1 次，7 次为 1 疗程。

病例：徐某，女，1992 年 5 月 17 日就诊，产后 2 月余，回娘家路上汗出后被冷风吹，第二天早起自觉右侧面部发麻，口角向左歪斜，右眼不能闭拢，鼓颊漏气。经采用合谷穴位注射维生素 B_1、B_{12}加穴位贴敷马钱子，一个疗程后，上述症状明显减轻。二个疗程后，基本痊愈。（笑时鼻唇口稍向左侧歪，不注意看不出来）

（三）指针按压疗法

选穴：合谷、后溪。

操作：医者以拇指尖重按穴位，每穴按压 1 分钟左右，每日按压 1～2 次。按压期间可配合针下关、颊车、地苍。治疗期间慎感受寒凉。

二、神经衰弱

〔概述〕神经衰弱是最常见的一种神经官能症，患者常因精神负担过重、脑力劳动者劳逸结合长期处理不当，病后体弱等原因所引起的中枢神经系统兴奋与抑制过程的失调。症状表现繁多。主要为失眠，多疑善虑，精神忧郁，神经过敏等。

〔手穴治法〕

（一）针刺疗法

方法1：

选穴：神门。

操作：用28号1寸毫针、常规消毒后，直刺0.3～0.4寸，弱刺激，留针30～40分钟。

方法2：

选穴：指掌穴。

操作：28号或30号1寸毫针，斜向拇指掌骨间刺1～2寸。针感麻、酸至指。

资料：据《农村常见病防治手册介绍》介绍：指掌穴治神经衰弱有效。

方法3：

选穴：心穴。

操作：患者伸掌，五指分开，医者也用拇指往返推挫穴位10余次，局部皮肤红润，常规消毒后，用毫针刺入0.1～0.3寸，针感胀、麻至指尖，捻转1分钟，不留针。

资料：《新医疗法汇编》：心穴，主治神经衰弱。

（二）按摩疗法

选穴：神门、虎边。

操作：在以上穴位上，用拇指和食指在对应的穴位上，缓缓轻度摩擦，由轻转重，再由重转轻，达到穴位部发热为度。每日1次或数次。按摩时亦可用打磨圆滑的木棍、梅花针、叩打穴位。

按语：神经衰弱是一个症候群，中医学对其症有详细论述，可见于失眠、心悸、头晕等病症中。针灸治疗积累了一定经验。在治疗时要充分注意到患者的精神状态，做好患者的思想开导工作，合理的休息和睡眠，改善居住、生活环境常能收到一定效果。

三、精神分裂症

〔概述〕精神分裂症是一种常见的精神病。临床表现以思维、情感、行为与环境相互之间不协调（即所谓分裂现象）为主要特征。主要表现哭笑无常，自言自语，语无伦次，多疑善虑，幻视，动作离奇等，中医学认为本病属于“癫狂”范畴，病因为五志过极，痰蒙清窍所致。

〔手穴治法〕

（一）针刺疗法

方法1：

选穴：虎边。

操作：用3寸毫针，常规消毒后，针斜向手掌尺侧缘掌指关节后方刺2～2.5寸深，针感酸、胀至头部，

资料：《农村常见病防治手册》介绍：虎边穴，主治精神分裂症、癔病、癫痫。

方法2：

选穴：全头点。

操作：直刺0.3～0.5寸，提插捻转1分钟，不留针，每日1次，10次为1疗程。

方法3：

选穴：合谷、后溪。

操作：患者屈肘，手轻放在桌面上，从合谷进针，向后溪透刺，采取提插捻转手法，短促行针或留针，日1次。并可予中药配合治疗。

（二）电针疗法

选穴：合谷、虎边。

操作：根据病情可配百会、听宫。用28号毫针，进针1寸左右，然后用电针仪通电20～30分钟，输出频率在每分钟200次以上，输出电流强度以病人可以耐受为宜。每日1～2次。

四、癔　病

〔概述〕癔病又名歇斯底里，是常见的神经官能症，发病较急，常以明显的精神创伤为诱因，且有特殊的性格特征，易反复发作，发病可有感觉、运动、精神症状。中医认为，癔病是由于情志不舒，气机郁滞所引起的一类病证，病位主要在肝、脾、心三脏。

〔手穴治法〕

（一）针刺疗法

方法1：

选穴：合谷。

操作：用28号或30号2寸长毫针，常规消毒后，向劳宫方向横刺1.5寸，得气后，用平补平泻捻转手法行针3～5分钟，留针20分钟。

资料：据山东中医学院针灸系吕建平介绍，用此方法治疗癔病20余例，效果满意。

病例：王某，女，32岁。1987年4月15日初诊。自述烦躁，胸痛，叹息频作半月余，近2天加重，时而悲伤哭嚎，时而嬉笑逗闹，心悸惊惕，坐立不安。舌尖红、苔白腻，脉弦滑。证系情志不遂，气郁生痰，上蒙清窍，神明被扰。治宜疏肝达郁，镇静安神，清心豁痰。取合谷（双侧）平补平泻。针后10分钟，患者自觉胸部豁然开朗，长出一口气，哭笑停止。留针30分钟，重复行针2次，诸症悉除。随访2年未复发。

按语：癔病由于情志不畅，气机郁滞所引起，治疗上应调气舒肝。合谷是手阳明经原穴，原者，原气也，故该穴功于调气。气机调畅，肝气调达，其病可愈。

方法 2：

选穴：后溪穴。

操作：①癔病性失语：用 28 号毫针，直刺 1 寸，捻转。②癔病性瘫痪：用 28 号 1.5 寸毫针，直刺 1 寸，得气后拇指食指捻转，用泻法约 1 ~ 2 分钟，令患者自已走路。至能行几步，再施以捻转手法，当走路自由时出针。

资料：据辽宁中医学院针灸系王耀斌教授介绍，近 26 年来，运用后溪穴治癔病性双下肢不全性瘫痪，均 1 次治愈。誉声很高。摘 1 例。

病例：刘某，女，34 岁。1984 年 10 月来诊。自 1983 年 8 月动员做节育结扎术，心情即十分恐惧、焦虑不安，上手术台后即极度惶恐，手术顺利完成后，下手术台时发现双下肢不能动，随即哭泣不止，大吵大闹，收入院治疗。生活不能自理达 1 年余。检查：神志清楚，语言流利，双下膝反射、跟腱反射均正常，无病理锥体束征，肌肉不萎缩，肌张力正常，肌力零级，舌质红，苔白，脉细。诊断：癔病性双下肢不全瘫痪。治疗：患者取坐位，针后溪捻转用泻法，让患者站起来走路，当即颤抖着双腿迈出可喜的一步，遂令不要怕，继续往前走，当走到三四步时，患者高兴得热泪盈眶，随即自如走了两三圈，自己下楼走到病房。

据河北医学院万建军等介绍：针刺后溪穴治疗癔病性失语，取得较好疗效。举例如下：

姜某，女，35 岁。素日少言寡语，心胸狭窄，好生闷气，偶有不悦，即心烦意乱，时哭时笑，神声不清，食睡无常。当即针后溪穴，留针 20 分钟，患者觉精神清爽，亦欲言语。

五、坐骨神经痛

〔概述〕坐骨神经痛系一种临床综合征，是坐骨神经通路及其分布区内的疼痛。按其病因可分为原发性和继发性两种。原发性坐骨神经痛是坐骨神经本身发生的病变，多为坐骨神经炎，常同受寒、感染有关。继发性坐骨神经痛是指坐骨神经通路中受邻近组织病变所引起，如影响神经根的有腰椎间盘突出症，腰椎关节病等。

〔手穴治法〕

（一）针刺方法

方法1：

选穴：坐骨神经点（9号穴）。

操作：患者半握拳，用28号1.5寸毫针，直刺0.8～1.2寸，得气后嘱患者活动臀部并抬患侧大腿，尽量高抬，留针15分钟。针感局部较疼痛。

方法2：

选穴：中渚。

操作：用28号1寸毫针，针尖略向上斜刺得气后，双手做大幅度提插捻转。并嘱患者活动臀部。

病例：张某，女，45岁，农民，1989年9月27日就诊。诉昨日下河捞水草，今日清晨后，突然右腿剧烈疼痛不能活动，疼痛沿大腿外侧向足部放射。诊断为坐骨神经痛。治疗：取中渚穴，用28寸毫针，针尖略向上斜刺0.8寸，得气后行提插捻转1分钟，后行针30分钟，行针期间用艾条烤灸。1日1次，治疗5次症状完全消失。

（二）点穴疗法

选穴：坐骨神经点、痛灵、插义。

操作：患者半握拳，医者用拇指尖，用点压、点拿手法，每穴治疗2～3分钟。治疗时让病人活动臀部配合治疗，每日1次，10次为1疗程。

按语：坐骨神经痛属于中医学的“痹证”范畴。《素问·痹论》载：“痹……在于筋则屈不伸。”手穴治疗坐骨神经痛，只要取穴准确，手法得当，治疗及时，一般可获得良效。坐骨神经痛多在着凉受风湿所致尤宜温通法，治疗时可配合局部疼痛的针刺与烤灸。

六、尺神经痛

〔概述〕尺神经痛多为颈椎病压迫所致，颈椎病是临床多发病，为中老年退行性骨质病变，压迫神经根而出现头痛、头晕、手麻，颈部活动不便等。

〔手穴治法〕

点刺放血疗法

选穴：少泽。

操作：先揉搓小指数10次，使之充血，消毒后即以细三棱针点刺，挤出血约0.5～1毫升。每隔1～3天放血1次，5次为1疗程，疗程期间休息5天，共治2～4个疗程。多能改善症状。

来源：《单穴治病选萃》载喻喜春主任医师40年来少泽穴放血治疗尺神经痛、尺神经麻痹有良效。附典型病例。

病例：何某，女，39岁。1989年8月11日就诊。诊断：右尺神经痛。患者有颈椎增生病史已2年，颈部有时疼痛，活动不便。近6天来右手从肘部以上开始沿尺侧到小指尖疼痛，有时肩部亦痛，夜不能睡，触痛明显。即按上法操作，出血约1毫升，每天1次，连续5次，疼痛明显减轻，又隔2～3天1次，疼痛消失，观察4个月无复发。

按语：手太阳小肠经井穴少泽，刺血疗法可以活血止痛。

七、臀上皮神经炎

〔概述〕急性臀上皮神经炎，多由于闪挫，扭伤筋脉，气血瘀阻所致。临床表现腰臀部剧烈疼痛，行动困难，下蹲和站起时疼痛加剧，可向大腿部放射。局部可有压痛。

〔手穴治法〕

选穴：中渚穴。

操作：用30号1.5号毫针，沿经脉循行方向斜刺，得气后行捻转手法，使针感沿经走行过腕过肘，如能过肩则更好。

有少数病人，其针感可直达病所，效果尤为明显。如无针感传导，可采用苍龙摆尾法，诱发针感。针感传导后，再用龙虎交战法约1~2分钟，至患部疼痛显著减轻或消失。活动时无明显痛感为止。留针10~15分钟。

资料：据北京中医学院针灸推拿系针灸治疗教研室何树槐副教授介绍：近十年来用中渚穴治疗臀上皮神经炎62例，取得良好效果。其中男34例，女28例，年龄最小19岁，最大62岁，以青壮年居多，其中又以男性为多。1次痊愈者20例，占32.3%；2次痊愈者18例，占29%；3次以上痊愈者15例，占24.2%；显效9例，占14.5%。附1典型病例。

朱某，男，28岁。1988年9月10日初诊。主诉：腰部急性扭伤2天，左侧腰臀部剧烈疼痛，行动困难，下坐和立起时疼痛加剧。连及左侧大腿部，由他人搀扶来我处诊治。检查：脊柱正中，无侧弯和压痛，髂嵴下凹陷处有明显压痛，痛而难忍，局部软组织可触及条索状硬物，如筷子粗，直腿抬高试验阴性。X光摄片无异常发现。诊断：臀上皮神经炎。治疗：取右侧中渚穴，用1.5寸长毫针刺入，行手法后，针感沿少阳经传至肩部，再行龙虎交战手法1分钟。令病人活动腰部，自觉轻松，再让患者站起，自述疼痛明显减轻。令其在室内行走，走动自然。再作坐下和立起动作，已无明显痛感。检查髂嵴部条索样软组织已消失。翌日复诊，诸症均除，局部亦无压痛，停止治疗。后随访无不适。

按语：中渚穴为手少阳三焦经输穴，五行属木，输主体重节痛，木属肝，肝主筋，故针刺中渚穴有较好的舒筋止痛作用。臀上皮神经炎，病变位于髂嵴部，该部属足少阳经脉循行部位，取手少阳经中渚穴，属同名经取穴。另外，在手法上有苍龙摆尾法，即针尖沿经刺入，然后将针柄缓缓摆动，似苍龙摆尾，有循经导气直达病所的作用；龙虎交战法，即进针后，左右反复交替捻针，有良好的止痛作用。

八、急性球后视神经炎

〔概述〕球后视神经炎为视神经中轴的炎症，主要是侵犯视神经乳头黄斑纤维束。本病远近视力都明显减退，甚至完全失明，常伴有眼球转动时疼痛，头痛和眼眶深部钝痛。

〔手穴治法〕

（一）针刺疗法

选穴：新都穴。

操作：垂直进针，针尖稍斜向掌面，刺入深度可达0.5～1.5寸，用捣针式上下提插，一次操作2～5分钟，每日1次，10次为1个疗程。

资料：据山西省稷山县妇幼保健站介绍，穴在第三、四指间，指蹼背面赤白色交接线中点。针刺后病人有抽、麻、胀、热感，自指蹼、手背、前臂、上臂、肩部、颈部、耳后达眼区。遇有针感不明显可退针微偏向第三或第四掌骨仍上下提插即能“得气”。若仍然感传迟钝，可诱导留针10～15分钟，再提插作捣，针感即会产生。举2例。

病例：张某，男，41岁。于1972年11月22日晚急诊。

双目微有光感，经检查确定为急性球后视神经炎，入院后即针双侧“新都穴”，经上下均匀提插，针感以热流出现，顺上述途径渐渐传导双眼，视力立即好转，提插持续5分钟起针后做试验，左眼视力恢复到眼前手动、右眼一尺指数。针刺1个疗程，双眼视力恢复达1.5，痊愈出院。

选穴：二明。

操作：针沿指关节横纹斜刺0.3～0.5寸，针感局部和手指麻木。每日1次，10次为1疗程。疗程期间休息3天。

（二）电针疗法

选穴：二明、眼点。

操作：用1寸毫针作电极，针刺以上穴位后，接通电疗仪，根据患者耐受程度决定电流量大小，每日1次，每10次为1疗程。

第六节　五官科病症

一、近视眼

〔概述〕近视眼发病在中学生中非常普遍，有人统计约占50%以上。近视眼又分为假近视，真近视。中医认为近视与肝肾不足，气血不充有关。治疗上应补益肝肾为主。

〔手穴治法〕

（一）艾灸法

选穴：劳宫。

操作：患者采取站位、坐位均可，用鼻自然呼吸，舌抵上腭，排除杂念，艾灸劳宫穴7~10分钟，至皮肤发红。5~7天为1疗程，间隔3~5天进行第二疗程，一般需要4个疗程。

资料：据河北省唐山市开滦第三中学校医室李爱琴报道，治疗假性近视138例，真性近视130例，经艾灸劳宫穴假性近视痊愈30例，显放7例，有效101例；真性近视痊愈13例，好转16例，有效89例。

按语：劳宫穴属手厥阴心包经，手厥阴心包与足厥阴肝经相表里并互相络属。《素问·五脏生成》云："肝藏血，心行之，人动则血运于诸经，人静则血归于肝脏。"肝开窍于目，肝的精气盛衰，直接影响视力强弱，故灸此穴，可以促进肝的功能，从而提高视力。

（二）针刺疗法

方法1：

选穴：眼点。

操作：常规皮肤消毒后，用1寸毫针，直刺0.3~0.6寸，轻轻提插捻转，寻针感，患者酸、麻为主。针刺半分钟左右，一般不留针。每日1次。

方法2：

选穴：二明。

操作：取1寸毫针，针尖沿食指，小指第1关节横纹斜刺0.3～0.5寸。针感局部及手指麻木。每日1次。不留针。

（三）指针疗法

选穴：二间、三间、退热点、二明。

操作：医者用拇指或食指尖对准以上穴位，按压3～5次后，轻轻的沿逆时针方向转动50～100次，然后再按顺时针方向按揉50～100次。

〔手穴治萃〕

针刺提高甲亢性突眼症视力的临床观察。用同一针刺方法对15例突眼症作了针刺即时对视力的影响，针刺前后视力变化等进行了临床观察。取穴：合谷，上天柱风池，瞳子髎，攒竹。针刺合谷时，针尖略斜向腕部，留针30分钟，每隔10分钟行提插捻转手法，以加强针刺感应。眼部穴位沿皮刺。每周2次，两个月为1疗程，共观察3个疗程。疗效观察：①针刺即刻的视力变化：针刺即刻视力能提高1排眼为160眼次；提高2排眼为64眼次；提高3排眼为30眼次；提高4排眼为4眼次。视力恢复1.5眼为46眼次。针刺即刻提高视力的总有效率为67.6%。②针刺前后（3个疗程）视力对照：15例患者（30眼）的视力有明显改善。视力提高1排眼计6眼；提高2排眼计8眼；提高3排眼计9眼。提高4排眼计4眼。90%眼的视力都有改善。［吴泽森，等．江苏中医杂志．1986，(1)：28］

腕踝针治疗近视眼151例。治疗方法：上1点（在手小指侧的尺骨缘前方，用拇指端按压凹陷处），双眼近视选双侧。按常规操作，进针一般不痛，如痛应将针退至皮下表浅部位，再重新进针。留针1小时，每日针1次，10次为1疗程，间隔5天后可行第二疗程，一般治疗2～3疗程。治疗结果：痊愈17只眼（5.7%）；显效97只眼（32.4%）；进步139只眼（46.5%），无效46只眼（15.4%），总有效率为84.6%。中医认为“近视乃少火”，阳不足，阴有余。手少阴经支脉上系于目系。故取手少阴经的络穴——通里附近浅刺皮部，可以针对这一条经脉进行调整，振奋阳气。腕踝针不求针感，是极轻微刺激方法，是较理想的补法。［江祥．上海针灸杂志．1987，(4)：11］

二、麦粒肿

〔概述〕麦粒肿是眼睑腺体由细菌感染引起的急性化脓性炎症，发生在睑缘毛囊皮脂腺的称外麦粒肿，发生在睑板腺的称内麦粒肿。发病早期，眼睑局部红肿、疼痛，有硬节和触痛，数天后出现黄色脓点，破溃排脓后可自愈。中医认为，风热挟肝火上攻所致，治疗上以清肝泻火，解毒为法。

〔手穴治法〕

（一）艾灸疗法

选穴：后溪。

操作：用艾绒捏成麦粒大的艾炷，病在左侧灸右后溪，在右眼灸左侧后溪。先在穴位上添少许凡士林油以黏住艾炷，然后点燃，行直接灸。待艾炷烧为灰烬，再加灸 1 炷，2 炷，连续灸至 3 壮。

资料：据广江省东莞市卫生学校李史光介绍，近 30 年来用灸治后溪穴治疗麦粒肿 50 例，效果甚好。轻者只灸 1 次治愈；重者施灸 2 次后可根治。一般在施灸后第 1 天，如未成脓的麦粒肿可自行消退，不会再成脓；如已成脓在施灸后第 2 天开始溃脓，3 天后把脓排净，局部不留疤痕。

病例：李某，男，32 岁。1986 年 7 月 21 日就诊。诊断：右眼上眼睑麦粒肿。主诉：屡患麦粒肿，左右两眼上下眼睑轮流发作。每次发作都有局部症状和全身症状。注射青霉素，外敷四环素眼膏，内服中药等治疗，也需 7～10 天方能治好。这次发作初起时右眼睑感痒，继则眼涩难睁，3 天后局部红肿加重，肿块突起而刺痛，并伴寒热、头痛、口渴、便秘等全身症状。检查：右眼上睑红肿，胀痛，结膜充血，上睑外眦部有硬块及脓头，舌苔黄，脉洪数。治疗经过：取患者左手后溪穴，直接灸 3 壮，第 2 天即溃脓，前后 4 天，诸症消失而愈。事隔

6 个月后，又左下眼睑痒、红肿，即行第 2 次施灸，按上法取右后溪空，直接灸 3 壮，诸症消失，至今已 22 年，自此未再复发。

按语：后溪穴为八脉交会穴之一，温灸后溪穴、可补虚泻实。麦粒肿为眼科常见病，多为热毒蕴伏，余邪未清，故常反复发作。灸治后溪穴确实有良效。考虑其作用为通过灸治起到增加机体抗病能力，在正气强盛的作用下，使蕴伏的热毒得以驱除。

（二）针灸疗法

方法 1：

选穴：大骨空。

操作：取大小适宜的艾炷置于大骨空穴，用火点燃施灸，共灸 3 壮。或针上加灸。即用 1～1.5 寸毫针，直刺进针 0.8 寸左右，提插捻转，得气后用艾条灸针身，每次灸 10～15 分钟，每日 1 次，3 次可愈。

方法 2：

选穴：二明。

操作：针尖沿食指和小指第一关节横纹，斜刺 3～5 分，针感局部或手指麻木。一般不留针，每日 1 次，一周为 1 疗程。亦可配合艾条灸。

资料：据《红医针疗法》介绍：针二明穴可治疗各种眼疾。

〔手穴治萃〕

1. 艾灸后溪穴可治麦粒肿。取穴方法：握拳，掌心向上，在第五掌骨指关节后尺侧。施灸方法：用艾绒捏成麦粒大的艾炷，取左灸右，取右灸左之法，在穴位上行直接灸，待艾炷烧为灰烬，再加 1 炷，2 炷，连续至 3 炷为止。［李史光．新中医．1985，（1）：31］

2. 穴位敷药加缚扎中指治疗早期麦粒肿。本组男性 18 例，女性 7 例。其中外麦粒肿 18 例，内麦粒肿 7 例，均无脓点出现。治疗方法：①中指缚扎法：用细线一根，将患眼同侧中指第二指节中部缠绕1～4圈，松紧适当，6～8小时后松绑。缚扎中指的时间，距发病的时间越早越好。若次日尚未痊愈者，可再按以上法扎之。②穴位敷贴法：以生南星50克，生地黄50克，共捣烂成膏状。取药少许制成厚约0.2厘米，宽约1.5厘米大的圆形药饼，敷贴于患侧太阳穴上，盖上纱布，以胶布固定，每日换药4次。多数在敷药半小时后，自感敷药处皮肤发痒，此为正常现象。经上方治疗3日，痊愈5例。治愈最短时间为10小时。［莫文丹．广西中医药.1986，9（2）：18］

三、慢性鼻炎

〔概述〕慢性鼻炎是鼻腔黏膜慢性充血、肿胀，并可发展为鼻腔黏膜和鼻甲骨的肥厚。慢性鼻炎常由于急性鼻炎的反复发作，或外界物理、化学物质的长期刺激所引起。临床症状主要为鼻塞、流涕，鼻涕可为黏液性或脓性。可伴有头痛，头晕及嗅觉减退等症状。

〔手穴治法〕

（一）针刺疗法

方法1：

选穴：合谷。

操作：取1.5寸毫针、患者手放于桌面或两膝上，取坐位，自然放松。针刺根据患者体质强弱，采取中、强、弱不同刺激。得气后留针20～30分钟。隔日或每日1次。

方法2：

选穴：人中。

操作：患者仰掌，医者用拇、食指夹住患者中指，取1寸毫针，针尖向上斜刺0.1～0.2寸，针感以局部疼痛为主。

（二）穴位注射疗法

选穴：合谷。

药物：复合维生素B

操作：按穴位注射疗法常规操作，进针后待患者感到酸麻胀后，穴位注射0.2~0.5毫升维生素B，每日或隔日1次。

按语：慢性鼻炎属于中医学“鼻渊”、“脑漏”范畴。针灸治疗效果良好。临床实践也证明合谷穴确能起到很好的治疗作用，配合迎香穴，疗效会更高。合谷穴为大肠经穴，可疏调阳明经气，因手阳明经脉循鼻旁而又与肺相表里，肺开窍于鼻，因此针刺合谷可治疗鼻炎。

〔手穴治萃〕

针刺合谷穴抑制鼻黏膜分泌功能的临床观察。临床发现针刺合谷穴有明显抑制鼻黏膜分泌作用，作者为进一步证明此种作用，将80例随机分为三组：单刺左合谷穴27例；单刺右合谷穴26例；刺双合谷穴27例。针刺手法视患者鼻黏膜水肿程度（经鼻镜检查）及体质强弱，分别给予强、中度刺激。治疗结果：以针刺后10分钟内鼻黏膜水肿消退，鼻塞缓解，流涕停止，通气改善者为有效；超过10分钟仍有鼻黏膜水肿、流涕、鼻塞等分泌亢进者为无效。在80例中，有效78例，无效2例。表明针刺合谷穴抑制鼻黏膜水肿，抑制其分泌功能的效果是可靠的。亦证明单刺一侧合谷穴与刺双侧合谷穴其抑制分泌功能的作用无异，提示在临床治疗中任选一合谷穴即可。不必同刺双侧穴位。临床可治疗过敏性鼻炎。[张吉顺．中西医结合杂志.1986，6（5）：306]

四、鼻　衄

〔概述〕鼻衄是指鼻出血，引起鼻出血的原因很多。如血液病、高热、炎症、代偿性月经过多，服抗凝剂过量及鼻中隔偏等。轻着点滴而出，重者血流如注，出血过多可伴有面色苍白，头晕等表现。

〔手穴治法〕

（一）针刺疗法

方法1：

选穴：少商。

操作：用毫针直刺0.1~0.3寸。用泻法刺激。不留针。

用于热邪亢盛所致的鼻衄。

方法2：

选穴：鼻出血点。

操作：针沿第一、二掌骨间横刺1.5～2寸。针感麻酸至拇，食指尖。

资料：据中国人民解放军第七医院介绍：鼻出血点治鼻衄效果较好。

方法3：

选穴：合谷。

操作：取对侧合谷穴，先用拇指尖切患者虎口处，有酸麻感明显处，常规皮肤消毒，用28号1.5寸毫针刺入穴位，得气后行针20分钟。并用干棉球或干棉球上少醮肾上腺素塞鼻孔。

（二）点刺放血疗法

选穴：少商、商阳。

操作：先从上臂内侧往少商、商阳穴处推按，令局部充血，常规消毒后，用三棱针或其他针具点刺少商、商阳穴约0.1寸左右，出针后立即在针孔两旁挤压，挤出3～4滴血。

（三）手针疗法

选穴：少商、合谷。

操作：少商用切法，合谷用捏法。少商切压按切压少商法。切压10分钟。捏合谷，捏1分钟松半分钟。如外伤出血不止时，用两手拇食二指同时对捏昆仑，太溪。

资料：据《指针疗法》一书介绍，切压合谷、少商穴治鼻衄甚验。

五、口腔炎

〔概述〕口腔炎是由病毒感染或某种维生素缺乏以及口腔内毒素感染引起。病变在口腔内膜发生点片状溃疡。饮食、喝水、语言时发生疼痛。

〔手穴治法〕

针刺方法

方法1：

选穴：劳宫（双）

操作：用28号1寸毫针，常规消毒后，向手背方向直刺0.5～0.8寸，以针下满实，不涩不滞为度。留针30～60分钟，针下松滑为准。左右同刺。

资料：据山西省汾阳县张维劲医师介绍：其随父学医，运用劳宫穴治愈口舌生疮，鹅掌风不胜枚举。新病、实证多1～2次即愈，久病慢性病一般3～5次可愈。附1例。

病例：董某，42岁。1987年4月8日就诊。患口疮已4年。现症：满口疼痛，舌淡尖绛。肋颊内淡红，间有脱皮溃疡数处，小便清长，大便干稀交作，饮食欠佳，脉沉微数，处方：双劳宫穴。针后次日即愈强半，效不更方，再刺双劳宫穴，兼服知柏地黄汤2剂加肉桂9克，以善其后，从此痊愈未犯。

方法2：

选穴：内阳池。

操作：直刺0.3～0.5寸，得气后捻转数次。留针20～30分钟。留针期间用艾条灸10～20分钟。每日1次，每3次为1疗程。

六、下颌关节脱臼

〔概说〕下颌关节脱臼是由下合关节韧带松弛所致，造成下颌韧带松弛的原因有下颌关节炎，下颌周围组织结缔增生，常与风湿因素有关。脱臼后病人语言，咀嚼功能障碍。

〔手穴治法〕

选穴：合谷。

操作：常规消毒后，直刺0.8寸左右，针感较强时，令患者大声咳嗽帮助复位。

资料：据广州中医学院针灸系郑祥华副教授介绍；采用针刺合谷穴治疗8例下颌关节脱臼患者，采用上法其中7例1次立愈，1例年老体弱患者针刺1次后显效，仍感下颌关节活动障碍不适，次日再针1次而愈。举1例。

病例：张某，女，47岁。1968年8月11日就诊。诊断：下颌关节急性脱臼。患者经针刺合谷穴下颌关节脱臼复位后诉说：昨天感冒恶寒、发热、头痛，咳嗽、喷嚏、至昨晚深夜时分，因连续猛力打喷嚏数声，下颌随即脱垂，不能回复，用手捧托下颌，彻夜未眠，至清晨即来求治。当即给予针刺左手合谷穴。治疗方法：当进针得气后，针感较强时，即令患者准备作大声咳嗽动作，在叫患者作大声咳嗽动作的一瞬间，迅速将针用力捻转，用突然强刺激手法，此时患者因受到突然的强刺激，自然由于难忍而猛然张口发出"呀"的一声，患者下颌向下猛力扩张牵拉，下颌关节即能随合口而自动复位。

按语：针刺合谷穴治疗下合关节脱臼，得气后针感不强时不应令患者作"咳"动作及急于行强力捻转泻法，否则针感不强，患者因感受刺激不大而作"呀"声张口不大，下颌向下扩张牵拉位置不大，仍不能达到复位效果。

七、牙　痛

〔概述〕牙痛是口腔科很常见的一种症状。发生的原因较多，如龋齿，牙周炎，冠周炎等都可引起牙痛。中医认为牙痛有虫蛀，或胃经火上扰所致。

〔手穴治法〕

（一）针刺疗法

方法1：

选穴：合谷。

操作：用28号或30号1寸或1.5寸毫针，常规消毒后，直刺0.5~1寸。得气后提插捻转，用泻法。并令患者做吸气（用牙缝抽气）动作，痛止后行针15分钟。左侧牙痛取右侧合谷，右侧牙痛取左侧合谷，一般一针见效。

资料：①据南京中医学院针灸科李美琪介绍，用合谷穴治牙痛，牙痛即止。

病例，李某，女，47岁。因咀嚼不慎而致左下第4牙齿裂开，疼痛剧烈，服止痛片也不止痛，无法进食。去口腔科门诊，因对普鲁卡因过敏，不能用，故针刺双合谷，再行拔牙时很顺利。

②据河北中医学院陈若昆主任医师介绍：针刺合谷穴治牙痛数百例，无不应手而效。针刺合谷提插捻转时令患者做抽吸动作，让冷空气从牙缝中吸入，一般针刺对侧合谷1穴即可。

方法2：

选穴：三间。

操作：患者半握拳立于桌面或立放于伏兔穴部位。直刺0.8～1.2寸，提插捻转手法，持续行针至疼痛消失。

资料：《针灸临证集验》孙学全介绍。

病例：潘某，女，37岁，教师。左侧下第2磨牙龋齿痛3天。受冷热刺激后则痛剧，按上法针三间1次痛止，1年后随访未复发。

方法3：

选穴：牙痛点。

操作：28号或30号毫针，直刺0.5～1寸。针感掌心酸胀。

方法4：

选穴：上合谷。

操作：用30号3寸毫针，垂直刺入，得气后将针退至皮下，再沿第二掌骨掌侧向中指方向，斜刺1.5～2寸。得气后即可出针。得气时手掌及上肢有酸、麻，胀感，甚至可放散至面颊部。

（二）艾灸法（针刺加灸）

选穴：合谷、牙痛点。

操作：①艾炷灸：用艾绒团成枣核大小的艾炷，置放于穴位，直接灸3～5壮。②针刺加灸，针刺如上法，留针时加艾条灸10～15分钟。

（三）指针疗法

选穴：合谷、牙痛点。

操作：用拇指指尖对准穴位掐压1～2分钟，病人有酸胀痛感。左侧牙痛压右侧合谷穴，右侧牙痛压左侧合谷穴。

按语：牙痛多属阳明之火上扰，故治牙痛多取阳明经俞穴。合谷、三间为手阳明大肠经，三间，合谷能疏风清热。合谷且为四大要穴之一，能治面口一些疾患。

（四）穴位注射疗法

选穴：合谷。

操作：用 5 毫升 1 次性注射器，按穴位注射疗法操作。取双合谷，每穴注射维生素 $B_1$100 毫克。

资料：据郭同经《穴位注射疗法》一书介绍，用此方治疗牙痛 66 例，均可立即止痛。其中 12 例止痛后数小时或次日复发，再行穴注，仍可立即止痛。

〔手穴治萃〕

据冯儒氏报道，手陷谷穴治疗牙痛、落枕效果良好。手陷谷穴在手背第二、三指掌关节后的掌骨间，二、三掌骨小头后方陷中，握拳取之，同手针落枕穴部位。

操作：左侧牙痛取左手，右侧牙痛取右手，常规消毒，取 1 寸毫针，针尖向腕斜刺入穴位，进针 3 ~ 5 分，针刺手法用重提轻插，配合吸气时进针，呼气时提针的手法，留针 10 ~ 20 分钟，中间行针 1 次，牙痛消失或减轻后出针，每日 1 次，一般 1 次后即愈。

治疗结果：用此法治疗牙痛 2 千余例，一次痊愈 1200 例，二次痊愈 1026 例，总治愈率为 94. 1% 。[河南中医 . 1992，12 (2)：89]

八、落　枕

〔概述〕落枕多数是由睡觉时头部姿势不适当，局部受寒引起。临床多表现早晨起床后感到一侧颈部牵强、酸痛和转动不灵，有时酸痛可扩散到肩部或背部，局部有压痛。轻者 3 ~ 5 天自愈，重者可延至数周不愈。本症可能由颈部枢椎脱位、骨缝开错，或肌肉、肌腱、韧带等软组织扭拉伤，继发于颈、肩，背部肌肉痉挛所致。

〔手穴治法〕

（一）针刺疗法

方法1：

选穴：合谷、偏历。

操作：常规消毒后，用28号毫针，合谷穴直刺1～1.5寸，偏历穴向肘部斜刺1～1.5寸。得气后行提插、捻转泻法。并嘱患者前后左右活动颈部。

病例：霍某，男，26岁。自晨起左侧颈部活动受限、俯仰、转侧不能，疼痛放射肩部，颈项部有明显压痛。辨证为风邪外束，脉络失和，刺以原络穴。针刺左合谷、偏历。得气后施以提插、捻转泻法，嘱患者活动颈部，以松弛颈部肌肉，约10分钟即感舒适，疼痛十去其八，留针20分钟，疼痛消失，活动如常。

来源：董自安．江苏中医．1992，11(3)：26。

方法2：

选穴：后溪穴。

操作：在后溪穴局部常规消毒后，直刺0.8寸左右，得气后用泻法捻转1～3分钟，同时令患者做左右摇头动作，待患者自觉颈项转动轻松，疼痛有所减轻或直至消失时，徐徐退针，不按针孔。

病例：肖某，男，37岁。1984年12月8日就诊。诊断：落枕。自述前日晨起时即觉颈部酸痛，不能转侧，疼痛放射至右侧背部，头颈向左侧倾斜，经服中西药及外贴伤湿止痛膏未效。遂取一侧后溪穴，向掌心方向直刺1寸深，用泻法捻转行针，并令其左右摇动颈部。针3分钟，疼痛消失，颈部活动自如。

来源：《单穴治病选萃》载：杨富华主治医师治疗落枕168例。1次治愈124例，2次治愈39例，无效5例，总有效率97%。一般针刺一侧后溪穴1～2次，即可获效。

按语：后溪穴属手太阳小肠经输穴，又是八脉交会穴之一。手之三阴三阳经均经颈部，故针刺后溪穴治疗落枕有良效。

方法 3：

选穴：外劳宫。

操作：局部皮肤常规消毒后，用 28 号 1 寸毫针，对准穴位，直刺 0.8 寸。得气后行提插捻转，并令患者活动颈部。留针 10～20 分钟。

按语：外劳宫属经外奇穴，与劳宫穴相对，针刺外劳宫可柔筋缓急，故可治疗落枕。

方法 4：

选穴：落枕穴。

操作：斜刺，针 0.5～1 寸，强刺激，上下提插、捻转，并嘱患者颈部左右摇摆，针 10 分钟。感受风寒者可温针加灸。

按语：落枕穴为经外奇穴，可调气行血，针之主治落枕，兼治手臂痛，胃痛。

（二）指针疗法

选穴：阳溪穴。

操作：术者以左手抬住患者手腕下部，以右手拇指指尖掐压患者阳溪穴。两手交替进行，以有明显酸、麻、胀感为度。受掐压时活动颈部，待颈部活动受限缓解，颈部疼痛明显减轻，能灵活转动时术者止掐。每日 1 次，3 次为 1 疗程。

按语：阳溪穴是手阳明经输穴，该经上颈贯颊。项颈之病为该经脉所过，主治所及。又，桡神经分支亦经过该穴，故掐压时感应很强，治落枕有效。

（三）按摩疗法

选穴：落枕穴。

操作：①术前准备：患者取坐位，自然舒适地伸出手臂，不要牵强、紧张。术者取患侧无名指与小指之间落枕穴。②手法：术者用拇指螺纹面的外侧，按于穴位揉动；其他四指扶住患者手掌，嘱患者有酸麻反应，立即配合摆头转颈等动作。一般按揉 1～2 分钟。

（四）七星针疗法

选穴：虎口（合谷穴处）、鱼际。

操作：叩刺以上穴位皮肤，以红润不出血为度，并循经上叩至腕、肘部。即30～50次。叩刺法结束后，局部用热毛巾热敷或拔火罐，则效果更佳。并配合推拿颈部。

（五）电针疗法

选穴：后溪穴。

操作：两手握拳选穴，常规消毒，用0.5寸毫针直刺0.3～0.4寸，行强刺激，随后用G6805，或626等其他的电针仪，接通脉冲电流，频率40～50次1分钟，强度以患者能耐受为限。每次10～20分钟。

资料：《单穴治病选萃》载马辉明自1981～1983年在赴阿尔及利亚医疗队期间，单用后溪穴治疗落枕215例。其中男123例，女92例，年龄30岁以内31例，31～45岁63例，45～60岁85例，61岁以上36例。电针治疗1次愈者173人，2次治愈38人，3次治疗好转14人。

按语：后溪穴为小肠经输穴，五俞配五行中属木，木气通于肝，肝主筋，故治疗后溪穴有较好的缓解肌肉、筋脉痉挛。又因后溪穴通督脉，督脉经颈项入脑，故可治落枕。

〔手穴治萃〕

（一）指针阳溪穴治落枕

术者以左手抬住患者手腕下部、以右手拇指尖掐压患者阳溪穴。两手交替进行，以有明显酸、麻、胀感为度。受掐压时活动颈部，待颈部活动受限缓解，项部疼痛明显减轻，能灵活转动时术者止掐。每日1次，3次为一疗程。笔者用于临床，每每见效。

阳溪穴是手阳明经上穴位，该经上颈贯颊，项颈之病为该经脉所过，主治所及。又，桡神经分支亦经过该穴，故掐压时感应很强，治落枕有效。［王远华．浙江中医杂志．1993，（8）：374］

（二）原络穴治落枕

霍某，男26岁。自晨起左侧颈项活动受限，俯仰转侧不能，疼痛放射肩部，颈项部有压痛。证乃风邪外束，脉络失和。针刺左合谷、偏历，得气后行针施以提插、捻转泻法。嘱患者头项前后左右活动，以松弛颈项部肌肉，约10分钟即感舒适，疼痛十去其八。留针20分钟，疼痛消失，活动如常。[董自安.江苏中医.1992，(3)：26]

九、耳　痛

〔概述〕耳痛分耳内或耳周疼痛，临床上分为原发性和继发性。原发性耳痛系耳部疾患所致，如耳郭外伤，外耳道疖、弥漫性外耳道炎，急性中耳炎，中耳乳突炎。继发性耳痛发生于邻近或远隔器官的疾病，如扁桃体炎，颞颌关节炎等口腔科疾病。

〔手穴治法〕

选穴：中渚。

操作：取30号1.5寸毫针，迅速刺入皮下，进针3～5分，捻动得气，再捻20余下，留针15分钟，每5分钟行针1次，3次为1疗程。

据吉林省通化市中医院孙明一副主任医师介绍，针刺中渚穴可治疗耳痛、胃脘痛、胸闷、胁痛、牙痛。对症治疗，每有卓效。轻者1次可解除痛苦，重者3～5次可愈。

第六章　手部按摩强身保健

伟大的革命导师恩格斯说，“手不仅是劳动的器官，它还是劳动的产物”。人类的双手，经历几十万年的劳动，达到这样高度完善，是地球上任何动物无以相比的。今天，我们无论是旅行、工作、学习，都时刻离不开灵活、敏捷、精巧的双手。可以说手与人息息相关。手不但能反映我们身体内的遗传信息，先天病症、脏器功能，而且通过手部按摩、手的锻炼，手的卫生防护，使双手更加健美、富有魅力。同样也改善我们身体的健康状况，达到祛病延年，强身保健的目的。

第一节　手穴按摩易于接受

手掌上有六条经络，经络把人体五脏六腑、四肢百骸、五官九窍等组织器官连接成一个有机的整体。故《灵枢》说：“夫十二络脉者，内属于脏腑，外络于肢节。”手掌上六条经络，起始于手指，每条经络的命名又以所连接的内脏名称而定。手与内脏表里相应，彼此协调，相互为用。内脏的病变可以反映于手，同样，手穴的刺激亦可引起内脏功能的改变。手穴按摩法即是以此为依据，用保健推拿手法作用于手部穴位或阳性反应点，起到疏通经络，行气和血、滑利关节的作用，以调节人体各系统、各器官的生理、病理状况，使之处于良性运行状态，达到有病治病，无病强身的目的。

一、手穴按摩的几个特点

手穴按摩易于接受，主要是因为有以下几个特点。

1. 经济简便：由于手穴按摩是利用一定的手法作用于某一穴位或部位，达到保健的目的，因此它不需打针也不需吃药、不受任何医疗设备条件的限制。只通过手法的刺激作用，调整人体的生理功能。手穴按摩自行操作方便，方法简单，节约时间，随时可行，而且不花钱或少花钱，经济实惠。

2. 因地制宜，便于推广：用于保健的手穴自我按摩，一般对环境没有特殊的要求，房间里、公园内、操场上，乘车时，均可进行，不受环境限制。当然如果条件允许，在空气清新，安静优雅的地方进行，效果可能更好。另外手穴按摩，互教互学，易于普及推广，使更多的人在应用后获益匪浅。

3. 疗效可靠，副作用小：手穴按摩是一种良性的机械性刺激，之所以具有平衡阴阳、调和气血、疏通经络，提高脏腑生理功能、清除机体代谢产物的作用，是与手穴推拿的作用原理分不开的。据有关实验观察证实，直接接触肌肤操作的摩擦类手法，可以清除衰亡的上皮细胞，改善皮肤呼吸，有利于汗腺、皮脂腺的分泌，增强皮肤的光泽和弹性。强刺激手法，可引起部分细胞蛋白质的分解，产生组织胺和类组织胺物质，加之手法的机械能能转化为热能的综合作用，促使毛细血管扩张，增强局部皮肤、肌肉的营养供应，使肌萎缩得以改善，促进损伤组织修复。手法的继续挤压，可增快血液循环和淋巴循环，有人在狗的粗大淋巴管内插入套管，看到推拿后淋巴液较推拿前流速增加7倍，在家兔的两侧膝关节内注射墨汁，并对一侧膝关节进行推拿，发现推拿侧关节内的墨汁移向远处，未经推拿者的墨汁依旧大部分停留。由于病变部位血液循环、淋巴循环的改善，加速了水肿和病变产物的吸收，局部肿胀挛缩消除。

手穴按摩，还可引起血液成分代谢变化，实验证明：按摩后血中白细胞总数和吞噬能力增加，淋巴细胞比例上升，红细胞轻度增加，血清补体效价提高，氧的需求量、排氮量、排尿量、二氧化碳的排泄量均增加。由此说明，手穴按摩通过神经体液因素，反射性提高人体的免疫能力，达到扶正祛邪的目的。

手穴按摩，还具有镇痛作用，当我们身体某处被碰疼了，用手揉按某个穴位（例如合谷）后，疼痛的感觉就减轻了。

实验观察发现：穴位按摩的镇痛效应是通过体内自身疼痛缓解系统——内啡呔来完成的。实验证明，持续性的疼痛会降低内啡呔的浓度，按摩手法，可使体内内啡呔浓度升高，以使疼痛缓解。另外按摩还能以适当的阻力，激活厚纤维机械感受器，通过内啡呔的释放，厚纤维冲动占优势，从而阻断痛觉纤维的冲动，因此按摩手穴能增强人体的抗痛觉能力，所以具有明显的镇痛效果。

4. 防治结合，相辅相成：手穴按摩，有病治病，无病强身。对于原来有病的机体，通过按摩增强机体的抗病能力，促进身体恢复健康；对于体质虚弱、脏器功能减退的机体，手穴按摩则可以起到强壮身体，抗御外邪的作用，达到“正气存内，邪不可干”的目的。

手穴按摩保健，以中医脏腑、经络学说为理论基础，以保障健康为目的。无论男女老幼、体质强弱、胖瘦不一，只要知经络、识穴位、懂手法、会操作、均有瓜熟蒂落、水到渠成、异曲同工之妙。

二、手穴按摩的几点要求

手穴按摩，易于掌握，但为了更好地用于防病治病，还有几点要求。

1. 因人而异：鉴于每个人的年龄、体质、医学知识、工作性质等不同，自我手穴按摩的方式方法就不可能千篇一律，而且机体在不同的状态下，其敏感程度也不一样，因此按摩时所取穴位，手法轻重、作用时间长短、次数多少等，就要根据自己的承受能力加以选择，以感觉舒适为度。

2. 循序渐进，持之以恒：手穴按摩对一些良性、功能性病症有立竿见影之效。但对慢性、器质性疾病的治疗则非一日之功，需要时间和耐心、毅力。这就要求我们循序渐进、持之以恒，不能性急或中断治疗。

3. 讲究呼吸：按摩的作用是行气活血、疏通经络，呼吸实际上是进行气体交换，也是气血运行的一个组成部分，血为气之母，气为血之帅。可以先进行几次深呼吸，然后再自然呼吸，不必用意指挥，更不可做憋气动作，以免引起胸闷等不适。呼吸通畅，气血顺利地运行，按摩的效果，才得以更好地实现。

4. 分清补与泻：手穴按摩补与泻方式、方法相反，保健治疗作用决然不同，采用补法还是泻法，主要根据自身或病人脏腑功能的盛衰、气血的盈亏、病症的属性来决定，原则是“实则泻、虚则补”。大致注意以下 5 个方面。

（1）从经络的循行而言，顺经络循行方向的手法为补，逆经络循行方向的手法为泻。

（2）从手法的刺激强度而言，轻刺激手法为补，重刺激手法为泻。

（3）从血流方向而言，向心性手法为补，逆心性手法为泻。

（4）从手法的旋转方向而言：顺时针方向的手法为补，逆时针方向的手法为泻。

（5）从手法的频率而言：缓则为补、急则为泻。

当然，使用补泻手法也要根据各人和各穴位点的不同情况而决定，并随时可调整，最重要的是依据按摩效果为标准来调整补泻手法。

5. 手穴按摩不要在饭前 20 分钟或饭后 1 小时左右进行，以免对胃肠道有不良影响。按摩手穴前要洗净双手，修剪指甲，避免指甲过长损伤皮肤。

6. 手穴按摩，注重技巧：手穴保健按摩是一项专门的基本技能，需要一定的技巧，也就是说，作为手法，不是一般的、简单的随意动作，更不是仅靠粗暴的力量去完成，而是要有一定的规范和技术要求。正如《医宗金鉴》所说：“法之所施，使患者不知其苦，方称为手法也。”手法要求具有“持久，有力、均匀、柔和、深透”等特点。持久是指手法必须能持续运用一定的时间，保持动作和力量的连贯性，不能断断续续，有力是指手法要具备一定的力度，这种力不是固定不变，而是根据不同的对象、病症、手穴部位，手法性质等有所变化；均匀是指手法动作的节律性和用力的平稳性，动作不可时快时慢，用力不可时轻时重；柔和是指手法动作的是否灵活，轻柔。手法轻而不浮，重而不滞。上述几个方面相辅相成，刚中有柔，柔中有刚，刚柔相济，运用自如。正如古人所言："知其体相，识其部位，一旦临证机触于外，巧生于内，手随心转，法从手出"。使手穴按摩既益于保健，又易于接受。

三、手穴按摩的几个禁区

虽然手穴按摩保健治疗范围广泛，疗效颇佳，但也有一些禁忌证，下列几种情况应视为手穴按摩的禁区。

1. 孕妇。

2. 急性传染病。

3. 各种感染性疾病：丹毒、脓肿、骨髓炎、骨结核、蜂窝组织炎、化脓性关节炎、手部皮肤感染、溃烂等。

4. 严重心、脑血管疾病。

5. 有出血倾向的血液病。

6. 恶性肿瘤患者。

第二节 熟记常用保健手穴

穴位是体表与经络、脏腑相连和气血输注的点，是经脉气血散发出入的处所，与人体各部有密切的联系。采用手穴按摩法，即是通过穴位激发经络气血的功能，调动人体内在的抗病能力，调节脏腑的虚实状态，从而防治疾病，保健壮身，延年益寿。

具有保健治疗作用的常用手穴，现分两个方面介绍：

一、成人常用保健手穴

太渊

太渊是手太阴肺经的原穴，揉掐太渊，能调理肺气，健壮体魄，鼓舞气血运行，增加脉搏。适用于肺气虚弱、呼吸气短、脉搏沉微、发音嘶哑者的保健。经常掐揉本穴，可预防感冒、咳嗽等肺经病症的发生。

临床观察发现，针刺太渊对咯血、脑出血疗效显著。针刺太渊对三期高血压病有降压作用。太渊是肺经原穴，亦可调节肺功能，有人用流速仪和气流阻断仪分别测定针刺太渊前后气道阻力大小，结果显示气道阻力下降，尤以呼气时明显，由此可说明针刺太渊可改善肺的通气量。

鱼际

鱼际是手太阳肺经的荥穴。掐揉鱼际，可调理肺气，清热利咽。经常掐揉之可预防邪气阻滞、经气不畅引起的发热、头痛、咳嗽，咯血、胸痛等症。

针刺鱼际具有平喘作用。有人应用放免法测量哮喘发作病人与正常人血浆中环磷酸腺苷、环磷酸鸟苷的浓度，发现前者血浆中环磷酸腺苷浓度较正常人组明显降低（$P<0.05$），针刺鱼际二周后，血浆中环磷酸腺苷浓度较前显著上升，患者临床症状明显改善，肺部听诊哮鸣音减少。肺通气量加大。

少商

少商是手太阴肺经的“井”穴，肺经与肺、支气管等密切相关，如果患有感冒、哮喘、支气管炎，那么少商会感到压痛。掐揉少商可以宜肺气，兴奋呼吸，降气利膈，通络解毒。多适用于喘逆胸满，咽喉肿痛，声音嘶哑等保健之用。若咽喉肿痛甚至糜烂时，可取消毒后的针，迅速刺入本穴，挤出鲜血少许，可泻肺热。

现代研究认为，针刺少商有助于CO中毒者加快苏醒，使血中CO性血红蛋白解离加快。

商阳

商阳是手阳明大肠经的“井”穴，大肠经主要控制大肠的功能，若消化系统出现病症，食指上可能会有压痛。掐按商阳，可清泻阳明，醒神开窍，预防瘟毒热邪郁闭于大肠引起颔肿，咽喉肿痛、耳聋、热病无汗、齿痛等。

有人报道，经 X 线观察，针刺商阳可加快胃肠蠕动。

合谷

合谷是手阳明大肠的原穴。按拿合谷，可疏风镇痛、清泻阳明，通经开窍。用于脑力过度，头晕头胀、眉棱骨痛者保健。还可配用于纠正口噤不开、口眼歪斜。平痤疮、扁平疣是面部美容的主要选穴之一，即所谓“头面纵有诸般疾，一针合谷见效奇。”

现代研究认为，按摩合谷可改变血液成分，使白细胞、红细胞、血小板增加，并提高免疫能力，预防感冒。

此外，针刺合谷具有镇痛作用，目前头面、胸腹、四肢大部分手术均可取合谷作为针麻选穴。动物实验发现，电针刺激家兔的合谷，约三之二家兔的痛阈可提高一倍以上，究其作用原理，认为针刺合谷可使体内产生吗啡样物质，从而起镇痛作用。

神门

神门是手少阴心经的原穴。掐揉神门，可振作精神、安神益智、清心除烦，适用于失眠健忘、精力不济，易疲劳，阳痿不举者的保健。常揉之，增强记忆，防治心悸、失眠。

据报道，给狗注射垂体后叶素造成垂体性高血压，针刺神门有明显的降压作用。针刺癫痫病人的神门穴，部分癫痫大发作患者的脑电图趋向规则，病理性脑电波电位下降。

少冲

少冲是手少阴心经的井穴。心经直接控制心血管循环系统。掐揉少冲，可泄热醒脑、祛痰开窍，预防心血淤阻、窍闭不通引起心悸、心痛、癫痫、热病昏迷。

实验发现，针刺少冲可使 CO 中毒动物血中 CO 含量下降，动物苏醒时间缩短。

少泽

少泽是手太阳小肠经的井穴。掐揉少泽，可醒神开窍，清热解表，活络通乳。适用于心经郁热之头痛、舌红肿、乳汁不足等的保健治疗。

研究认为，针刺少泽，可使缺乳妇女血中生乳素含量升高，垂体后叶催产素分泌增加。

后溪

后溪为八脉交会之一，通于督脉，按揉后溪，可平调阴阳，通督理背、疏利肩胛。常揉之可预防肩颈活动不利，落枕、手臂挛急。

据报道，针刺后溪治疗面肌痉挛，54 例中痊愈 33 例，有效率为 96%。后溪放血治疗荨麻疹 20 例，隔日一次，15 次为一疗程，痊愈 8 例，显效 2 例，时间最短者 1 次痊愈，最长者 1 ~2 个疗程。

腕骨

腕骨是手太阳小肠经腧穴。揉按腕骨，可清热利湿，舒筋活络，防治内有湿兼表证余热未清引起头痛，耳鸣、肩背不利、指挛缩。

针刺腕骨，可使降结肠，直肠蠕动加快，并有便意感。

大陵

大陵是手厥阴心包经之输穴，按摩大陵，可醒神开窍、舒经活络。经常按摩本穴可预防癫痫发作。临床证实，刺激本穴可使癫痫发作病人脑电图趋向规则化。

中冲

中冲是手厥阴心包经的“井”穴。心包经与心脏关系密切。揉按本穴可醒神、泻热、开窍。防治热邪郁闭心包引起头痛，心烦、中风先兆。

针刺中冲，对视野产生影响，与经络感传有关。针刺感传后红绿周边视野较感传前缩小。

阳池

阳池是手少阳三焦经之原穴。按摩阳池，可宣肺解表，滋阴除烦。对发热头痛、手腕下垂无力，虚痨咳嗽，可促进康复。也是很多慢性病整体疗法中不可缺少的保健穴位。

二、小儿常用保健手穴

小儿保健按摩是一种有效的强壮身体、预防疾病的方法。

早在唐代名医孙思邈的著作《千金要方》中就记载有“小儿虽无病，早起常以膏摩囟上及手足心，甚辟风寒……”。明代往后，小儿按摩用于防病治病，又形成了许多流派，可见小儿按摩保健的历史由来已久。

随着科学的进步，小儿按摩这一实用性很强的方法愈来愈引起学术界的重视。研究认为推拿对于小儿心理，身体发育均有极大的重要意义。在高等动物中，存在一种特殊的需求，即先天要求直接互相接触或抚摸，科学家把这种现象称之为“皮肤饥饿”。这种需求在人与人之间很重要，尤其是幼儿身上表现得更加强烈。受到冷落的孩子会出现精神委靡、孤僻、反应迟钝、食欲差等表现，更易患病。而小儿按摩，则满足了皮肤饥饿，同时作为一种良性机械刺激，经感官传递到大脑，调节机体生理功能，促进儿童身心发育。

临床实践表明，小儿按摩具有抗感染、退热、提高免疫力的作用。如小儿痢疾，经按摩后症状减轻或消失。按揉小横纹、掌小横纹还可促进小儿肺部干湿啰音的吸收。当然按摩后人体白细胞及网状内皮系统细胞的吞噬能力也加强，在此不加赘述。

专用于小儿保健按摩的方法大致有两种：一是全身按摩法，另一种是手穴按摩法。小儿体穴按摩除了运用十四经经穴及经外奇穴外，主要取用的还是它的独有的特定穴，这些特定穴主要分布在手掌上，即所谓“小儿百脉汇于两掌”。它们有的呈“点状”，点状穴是指一个穴位，如内、外劳宫穴；有的呈“线状”，线状穴是指一点到另一点连成的一直线为一个穴位，如大肠经穴；有的呈“面状”，面状穴是指体表的某个部位作为一个穴位，如脾经穴。特定穴的按摩方法也是有特点的，方向不同作用不一样，有补有泻，如手指末节的五经穴，向指尖方向推是泻，向指根方向推是补。

小儿手穴按摩为了适应小儿的生理、病理特点，在手法操作，按摩时间长短，用力大小等方向均不同于成年人。手法操作讲究“用力轻快柔和、平衡着实”，取穴名称常将手法或手法的作用与穴位结合起来联称，如“清肝经”清是手法，肝经是穴位名。按摩时间长短，用力大小，同样也需依据小儿具体情况区别对待，在此不加重复论述。

以下重点介绍小儿保健手穴。

脾经

小儿“脾常不足”，所以脾经宜补不宜泻，补脾经具有健脾助胃、消食导滞、增进食欲的作用。脾为万物之本，万物土中生。推补脾经可防治脾胃虚弱、气血不足引起食欲减退、肌肉消瘦、呕吐、泄泻、疳积的症状。

此外，小儿体虚，正气不足，患斑疹热病时，推补本穴，可使隐疹透出，但手法宜快，用力宜重。

肝经

小儿素体肝气有余，肝经宜清不宜补。清肝经具有平肝泻火，镇惊熄风、解郁除烦作用，用于惊风抽搐、五心烦热、烦躁不安症的康复治疗，是素体肝火偏旺者的保健配穴。

心经

心经宜清不宜补，补心经易动心火，引起小儿烦躁。清心经具有清热退心火作用，除了治疗因心火旺盛引起的口舌生疮、小便短赤、身热无汗等症以外，多作为小儿素体心火偏旺的养生配穴。

肺经

补肺经可补益肺气，增强抗病能力，预防感冒，是小儿按摩养生常用穴位。《小儿推拿方脉活婴秘旨全书》说“肺受风寒咳嗽多，可把肺经久按摩”。清肺经可清泻肺热，化痰止咳，经常揉摩此穴，防治感冒、咳嗽，气喘等外感表证。

肾经

肾经与脾经一样，宜补不宜清。补肾经可健脾、补肾、益脑，开发智力。小儿智商的高低，取决于先天肾精是否充盈，小儿智力残缺是由于先天胎气不足，肾气亏虚或病后肾虚所致。因此要提高智力就必须以补肾益精、健脑为宗旨。此外，补肾经适用于肾虚引起的久泻、遗尿、盗汗、喘证等的保健治疗。

大肠

补大肠可温中散寒止泻、调理肠道。适用于脾胃虚寒泻泄小儿的保健治疗。推大肠消食导滞，清利肠腑，多用于小儿饮食不节所致腹痛、腹泻、脱肛等病症的辅助治疗。《小儿推拿方脉活婴秘旨全书》说：“大肠侧推至虎口，止泻止痢断根源。”《小儿推拿广意》说：“指上三关，推之通血气发汗。”基本上说明了大肠的功用。

小肠

临床上清小肠较常用，在按摩保健中多作配穴。清小肠可清心火，利湿热，多用于素体心火偏旺引起小便短赤的保健治疗。

肾顶

揉肾顶，补益肺气，收敛元气，固表止汗，作为自汗、盗汗、汗出不止者的保健要穴，《小儿推拿学概要》说：“功用收敛元气，固表止汗。”

掌小横纹

揉掌小横纹，可以宽胸理气、清热散结、止咳化痰。可以辅助小儿肺炎，百日咳病证的治疗，促进病体康复。

板门

板门即手掌大鱼际平面。揉推本穴可健脾胃、消食导滞，运达上下之气。作为小儿乳食停滞，消化不良，呕吐纳呆、腹泻等康复保健要穴。《小儿按摩法》说：“板门，除气促气攻、气吼气痛，呕胀用之。”

小天心

《推拿扶微》记载有：“小天心即针灸之所谓大陵穴，属心包络，故能治风，当系热能生风。”按摩小天心，可镇惊安神，明目，清热利湿、作为心经有热而致目赤，口舌生疮、夜啼小儿的保健要穴。

二人上马

此穴是滋补肾阴的要穴。本穴多揉久推，可引火归元填精髓。强腰膝、健脑益智。适用于素体阴虚阳亢引起牙疼、潮热、小便短赤，亦用于小儿的保健。此外，对肺部感染、肺部干啰音久不消失者，揉推二人上马也可加快啰音的吸收。

对脑发育不全、脑病后遗症患儿，可揉二人上马，配揉阳池各20分钟，捣小天心5分钟，有通窍活血，补肾益智之功，对本病康复有辅助价值。

外劳宫

外劳宫是治疗一切寒证的佳穴，揉外劳宫可升阳举陷，温中散寒。适用于阳虚阴盛、完谷不化、腹泻肠鸣、脱肛、遗尿小儿保健用穴。若配补脾经、补肾经、推三关、揉丹田则效果更好。

本文仅介绍了常用的26个保健手穴。当然具有保健治疗的手穴，如经外奇穴，阿是穴，阳性反应区等还有很多，可以参考前面章节。

穴位实质上是局部与整体、体表与脏腑的连接渠道。不要视穴位神秘化或僵死化。古人的许多记述同样需要我们现代的检验证明加以确定。手穴按摩作为一种防病祛病的方法，具体应用时，应本着客观实际的态度，予以选择、删除，并发现其新作用。

第三节　简易手穴按摩方法

目前，有关手穴按摩防病治病的方法较多。且都各有特色，疗效显著。本文仅介绍常用的二类简易手穴按摩法。

一、手法刺激手穴类

手法刺激手穴类，大致有4种。

1. 搓擦：搓擦手可以促进血液循环，加强手部皮肤的新陈代谢和营养供应。还能健脑。方法是：将两手的手掌与手掌、手掌与手背、手背与手背上下左右快速搓动10～20次，达湿热感觉，然后两手相合，将掌心劳宫穴摩擦至热。可使手部气血冲和，十指灵敏，有助于防治老年性手指麻木、发凉，防止皮肤粗糙、干枯少泽、冻疮等发生。

2. 揉：拇指指腹部顺时针或逆时针方向绕着圈儿揉手掌，手背或阳性反应区。

3. 点按：点按穴位或反应区，力量由轻到重，以稍感疼痛为度，每次 3 秒钟，松开后再按，反复进行。

4. 摩：摩法也是最早应用于按摩治疗的手法之一。摩者，抚摩之意也，即用食、中、无名指或手掌面附在体表一定部位作环形而有节律的抚摸。手拇指根部附近的大鱼际是与呼吸器官系统密切相关的部位，而且在手掌上占有较大面积。因此，每天在这个部位进行按摩刺激，不仅可预防感冒，而且可以改善虚弱的体质。

二、日用品刺激手穴类

手穴按摩刺激的方式方法是各种各样的，我们甚至可以利用日常生活中的小物品，例如牙签、发卡、衣夹、香烟、吹风机等，也可利用健身锤、健身球等。随条件而定。

1. 梅花桩按摩：10 根牙签，集束成捆，胶布或橡皮筋缠绕一圈，即是所谓的“梅花桩”可以刺激手穴或阳性反应区，也可刺激指甲或手掌。急性疼痛用尖头刺激，慢性疼痛用钝头刺激。每次持续几秒钟，松开后再反复进行。

2. 衣夹刺激：俗语说“十指连心”，手指的指尖则更具有提高内脏功能的作用。如果用晒衣用的夹子夹住指尖，3 秒钟后再拿开，这种刺激是相当强烈的，可以促进血液循环，增强内脏的功能。

3. 香烟灸：对吸烟的同志来说，使用香烟灸，是手到拾来，随时可用的。用点燃的香烟，对某个手穴进行刺激，要距离皮肤 1 ~1.5 厘米感到烫后马上离开皮肤，防止皮肤灼伤。反复 6 ~7 次。如用艾炷灸，则疗效更好。

4. 吹风机妙用：我们的身体之所以感到疲劳，主要是因为全身气血流通不畅、内脏功能失调。如果养成良好的卫生习惯，时时不忘手穴的按摩，无疑对我们的健康是有益的，如洗发后用吹风机吹发时，用 3～4 分钟也对手掌进行吹风，稍感热时，把吹风机移开，然后再靠近手掌吹风，反复数次。身体感到温暖，精力自然充沛。

5. 健身锤使用：健身锤也是一种常用的保健用品，用它叩击手部时，可大头叩区带，小头叩穴位。用此替代手指进行点压、摩擦、力度强、效果好。又随身携带，随时随地可取用。

6. 健身球：健身球是大家比较了解的一种健身用品。它由最初的山核桃演变发展而来。常见情况是一副二个，多用水晶、石料、金属、玻璃等制成。但还是选用自然材料加工而成的健身球更好。健身球在手部各关节的灵巧运动，使手掌受到温和舒适的按摩，起到滑利关节，健脑怡神、延缓衰老的作用，是一项有益的活动。

有人利用健身球编成体操，使数个健身球在手上同时滚动，则更使健身球运动内容丰富多彩。

第四节　巧用一双手

手是我们日常生活工作中须臾不离的“好朋友”，巧用一双手，加强手的锻炼，不仅可以使其更健美、更柔润，还由于手与内脏的密切关系，手的运动还可调节全身，促进血液循环，增强脏器功能，尤其是脑的功能、延缓衰老，达到保健强身的目的。

如果仔细观察一下就会发现，我们一般的工作劳动中，手的运动很难达到一定量的全面自主运动，老年人从事劳动工作更明显减少，手的运动量、运动范围则更受影响。伴随科学技术的进步，生活中积极应用双手的机会已逐渐减少，例如 10 年前，人们用双手洗衣服、洗碗、拖地，然而现在有全自动洗衣机，刷碗机，吸尘器取而代之。再说写字、算盘算数，又有电脑打字，计算器代劳。现代生活少用双手，给人类内脏产生了恶劣的影响。目前不少中小学生不大劳动，患上胃炎、胃溃疡等疾病。这些与手的劳做减少亦无不相关。由此看来，加强手部运动，勤用双手多么重要啊。

进行双手锻炼的方法很多，本书将其中操作简便、疗效明显的部分介绍如下：

一、活动腕关节

活动腕关节，使手腕柔软、有力，灵活又协调，练习方法有4种。

1. 旋腕：左手拇，食指托住右手腕，右手四指合拢伸直，作顺时针、逆时针极限旋转，反复练习。两手交替进行，以不酸不麻为度。

2. 敲腕：两手半握拳，掌根对敲（敲打大陵、腕骨穴），再对敲腕背（阳池穴），再敲打合谷穴，再敲打后溪穴各10~20次。

3. 滚腕：两手交叉置于胸前，放松，以一手小臂带动一侧腕部抬起，指交叉部及另一腕下垂，后连续进行交叉部抬起，两腕垂及原始腕交叉部下垂，另一腕抬起的连续的波浪性滚动。

4. 揉腕：双肩放松，肘关节屈曲，掌面平放在枕头或沙袋上，然后以腕关节的力量作灵活的回旋的揉、按动作，以不累不酸为度。

二、活动掌部

掌骨的活动范围较腕及指关节均小，但同样需要加以训练。掌部活动尤其对血循环及生殖系统有调整作用。练习方法有两种：

1. 敲劳宫：一手半握拳，敲另手手背（外劳宫穴），敲掌心（内劳宫穴），两手各敲10~20次。

2. 撮掌：各掌骨连续进行向中心并拢再极限舒展的动作，其中第1、5掌骨的活动范围最大，也可以另一手加力辅助。

三、活动手指

活动手指使其坚强富有弹性，同样也调节全身，尤其是脑的功能，延缓衰老，达到强身保健目的。

1. 捻指：用右手拇食指指面捻左手五指自指尖至指根，再从指根至指尖为一遍，每指 3～5 遍，用力均匀。两手轮换交替进行。捻指可强筋活络，顺经理指，防治手指麻木，关节僵硬，指间关节扭挫伤。

2. 敲指：两手五指分开，先对敲两手虎口 10～20 次，然后两后交叉敲两手四指根部 10～20 次。此法又名“敲八邪”，可防治手指麻痛。

3. 两手弹指：两足分开距离与肩等宽，身体直立，两臂由身前抬起，沉肩垂肘，腕背略屈，五指如握球状，十指同时作小幅度的屈伸运动 30～50 次。本法可防治风湿性、类风湿性关节炎的关节肿痛、活动不灵。

4. 单手举托：身体端坐或直立，两臂交替上举，掌心向上，并伴随深呼吸 10～20 次。本法可防治肩关节周围炎，网球肘及颈椎病引起的肩臂疼痛、手指麻木、肿胀等。

5. 旋转拇指：如工作紧张，体力不足时，让拇指作 360 度旋转；尽可能画圆形，顺时针，逆时针各 1～2 分钟。反复几次，则头脑清晰，心情舒畅。

6. 旋指：食、中、无名指按在沙袋或枕头上，用指端接触沙袋，摆动腕关节，以带动指间关节，做有节律性的摆动，力量要均匀，不可忽轻忽重。

7. 手指节奏操：用拇指依次揿按其余 4 个手指的指尖，先分别掀压食指 2 次，中指 1 次，无名指 3 次，小指 4 次，然后倒过来再掀按无名指 3 次，中指 1 次，食指 2 次。总共 16 次。动作连贯，用力均匀，顺序不乱，越快越好。

8. 勾拉手指：轮流将双手的各个相同手指相互勾住，稍微用劲，3 秒钟后放松，然后再反复进行 7～10 次。可以使手指力量增强，并对整个手指进行刺激。

四、借助它物，加强手的活动

在医院的按摩科、体疗科，加强手部的自觉活动的器材很多，如太极棒，握力训练器、轻量拉力器、健身环等。但如条件有限，只要留心观察一下，日常生活中也有很多用品可以协调我们进行手的锻炼。

1. 手指游戏：对儿童的观察发现，手自主运动范围大、灵巧的孩子，智商高，智力发展快，否则大脑的发育则是较迟的。因此手的锻炼在儿童生长发育过程中起重要作用。我们可以训练孩子自己用小刀削铅笔、系鞋带。与他们一起掰手腕、勾手、划拳、顶手指，使其手掌、手指均受到刺激。另外吃饭时要求其尽量使用筷子，盘中放黄豆 20～40 粒，让他们用筷子把黄豆一粒一粒地夹起来，放到另一盘内，也是锻炼手指的一种方法。

2. 夹圆珠笔

当我们伏案疾书，手臂酸胀的时候，不妨静心坐下来玩一玩夹圆珠笔游戏。方法很简单，即在手指与手指之间，各夹一支圆珠笔，再用另一手辅助使各手指指尖靠拢，如果手指感到疼痛，说明它们受到了刺激，持续 3 秒钟左右松开，然后再反复进行 7～10 次。这种办法使我们头脑思维清晰、心情愉快，手指恢复弹性。

3. 俯卧撑

俯卧撑是一种常用的体育锻炼方法。可以随时进行，它最大的优点在于，由于用双手支持体重，可以刺激整个手掌。如果能坚持天天做，不仅可改善手掌的血液循环，还能加强我们的身体素质。

巧用一双手，加强手的锻炼，无论是徒手进行或是利用它物协助完成，关键问题在于勤与恒，而不是猛，如果能认真对待，定会使我们受益终身。

让我们运动自己的双手，活动自己的双手，欣赏优美的双手。

第五节　精心照料自己的双手成为一个干练的人

人类的双手为了适应各种各样复杂细致的工作，在几十万年的进化过程中，具备了它特异、严谨的结构，灵敏、精巧、有力的功能。一方面，它感觉灵敏，例如用手接触物体后，在手指端的腹面，不但感觉清楚，而且还有“实物感”。即使闭上眼睛用手去摸，同样也能识别该物体的形态、大小、硬度、冷暖等，藉以代替部分视力的作用。经过训练的盲人能够用手去摸特殊符号来识字，就是一个好的例证。另一方面，它的结构坚韧耐磨，手掌部的皮肤比其他部位的皮肤要厚得多，比躯干部位的皮肤要厚10倍左右，若以上肢前臂内侧的表皮角质层相比较，前者只有0.02毫米，而手掌区皮肤的厚度则超过0.5毫米。如果是体力劳动者还会更厚些。正因如此，所以它坚韧耐磨，能抵御外界物理、化学等因素的伤害。但是由于手经常暴露在外，每天都要从事各种劳动，频繁接触各种各样的物质，也就容易遭受到损害。从而导致各种各样皮肤病的发生。因此我们要精心照料自己的双手，加强手的保健。谈到手的保健，一方面劳动时要注意手的防护，减少不良因素对手的刺激，另一方面也要加强对手的锻炼，做好一些手部疾病的防治工作。在本文将分9个问题加以论述。

一、防燥护肤

手皮肤上的汗腺和皮脂腺分泌汗液和皮脂以润泽皮肤，同时皮脂可在体表形成脂膜防止皮肤水分的散失，避免皮肤干燥。洗澡时使用脂皂，皮脂可被洗掉，随着皮脂腺的不断分泌皮脂，手皮肤仍可得到自身的润泽。

冬季气候严寒而干燥，“燥胜则干”，“寒胜则裂”。因此水中作业者，野外工作者，或经常在室外活动者，多可引起手部皮肤干燥或皲裂，防护皮肤干燥，自然是皮肤保健的重要方面。

为了润泽皮肤，避免干燥，洗手时可多用多脂肥皂或中性肥皂，或使用含有鹅胰脏的肥皂，俗称胰子或黑肥皂，然后用清水将皂迹洗净，搽些脂类护肤膏以润泽皮肤。中医传统使用香油、蜂、蜡、蛤蜊油之类，再配合活血收敛的中药如白芷，松香等，熬成软膏外用。冬季每晚用热水洗脸或洗手足，可以改善手的血液循环，如《老老恒言·盥洗》曰："冬季手冷，洗以热水，暖可移时，颇胜烘火。"所以冬季用温热水洗脸洗手足，也是皮肤的一种保健法。

此外，充足的阳光照晒，手的干洗或摩擦，同样也可促进汗腺，皮脂腺的分泌，促进手部位皮肤的血液循环，增进皮肤代谢，起到润肤防燥的目的。

二、保暖防冻

严寒季节人体受冷空气的刺激，引起体表毛细血管收缩，循环血量大部分向内脏集中，这样使体表散热减少，有利于在寒冷的环境中保持体温，但处于末梢循环的双手，由于长时间处于寒冷、缺血状态，极易引起冻伤，尤其是老年人和儿童，以及室外工作者。

为了保暖防冻，冬季室外活动时可戴上手套，并做搓手按摩、跑步运动，此外，适量的饮酒也可增快血液循环，御寒防冻。《摄生三要》言："酒能动血，人饮酒则面赤，手足俱红，是扰其血而奔驰之也。"膳食中有些佐料如葱、姜、胡椒粉等做汤，不仅能调味，也可温中散寒，有一定的御寒效果。

三、手皮肤皲裂如何处理

手皮肤皲裂即指手皮肤的干燥和裂开。无论是体力劳动者还是脑力劳动者，这种病均可发生。若引起疼痛、出血甚至合并感染，则妨碍学习、工作。

皲裂发生的原因是多方面的，手部皮肤尤其是掌部角质层较厚，无皮脂腺、冬季汗液分泌减少、又缺乏皮脂滋润。经常接触泥灰、化肥、农药、石碱、肥皂等刺激性强、脱脂、吸水的物质，患有手癣、手足多汗症、慢性湿疹、银屑病等均可促进皲裂的发生、发展。

为了预防手皮肤皲裂的发生，应尽量减少劳动中的直接摩擦，最好戴手套，经常用温水洗手，局部涂搽润肤油，蛤蜊油，或动物油类（如猪油）。用刀片轻巧削去增殖明显的角质层，再涂上角质剥离剂（雷锁辛 10 克，水杨酸 10 克、凡士林加至 100 克），并积极治疗原有的皮肤病。

手皲裂后不仅疼痛、出血、影响美观，也妨碍学习、生活。根据病情的轻重可贴用橡皮防裂膏等。常用的药有：2.5%厚子红皲膏（血竭 2.5 克，羊毛脂 30 克、凡士林 70 克），10%白及软膏（白及粉 10 克，凡士林 100 克），紫草白及膏（紫草 250 克、白及 120 克、凡士林 1500 克、麻油 5000 克），0.1%维生素 A 酸软膏、两草橡皮膏（甘草、紫草、当归、白蔹等量掺入橡皮膏基质中）等，其中以 10%白及软膏疗效好，在应用的 84 例中，有效率达 98.81%。此外对严重皲裂者可用白及硬膏（樟丹 1650 克、花生油 25000 克、白及 300 克、硇砂 60 克）外贴，显效率 58.2%。

四、保护指甲

指甲由硬质蛋白组成，爪甲组织致密而坚实，位于指末端的伸侧面，扁平而略有弹性，自后向前稍带弯曲，呈半透明状，具有保护指端避遭外力损伤的作用。手指甲每天都需要关注，因为指甲最容易染上脏物。用软刷洗净指甲缘、指甲缝、切忌用小刀、针、剪刀尖或其他尖细的硬物去剔除脏物，否则可能会挖伤、划破皮肤，使原有污垢进入伤口。如果要干脏活又无手套，可用指甲去抓一小块肥皂，使其嵌在指甲空隙处，一方面它可以保护指甲下皮肤免受脏物的侵袭，另一方面，劳动完毕，又较易用软刷把它们刷干净。

五、防治嵌甲

指甲要及时修剪，太长可积污垢。有人将小指甲留得很长，用来挖扑耳道，这不仅有碍卫生，也不是个好习惯。修剪指甲也有一定的学问和技巧，在修剪指甲前，将指甲或全手在温水中泡一会，进行指甲的按摩，待指甲及附近皮肤水分吸收充分，指甲具备弹性时再修剪。指甲也不宜剪得过短，因为它就像小垫板一样，可以保护手指免受外力的损伤。最好是把它剪成椭圆形，使指甲缘的软组织能显露出来，这种指甲不易折断，手指也好看。其次，指甲缘的两端，也不能过度向下深剪，防止嵌甲形成，导致感染引起甲沟炎。

六、正确处理肉刺

在干燥的环境里工作，或洗手过度，指甲周围容易产生肉刺，即倒刺，引起疼痛，影响工作。处理肉刺不宜用手撕脱，尤其是逆向撕脱，正确的办法是用指甲剪刀靠根部将其剪除，不必涂任何药物。

七、手打泡怎么办

平时劳动锻炼少的同志，经过一次较强的劳动之后，手上常常“打泡”，多数是水泡，也可能是血泡，如果随便找个棍将其刺破，很容易导致感染。正确的方法是用75%酒精将局部消毒一下，再用无菌的注射针头在水泡基底部将其刺破，待液体流尽，涂以红药水干燥即可。

八、正确削剪老茧

手掌部的老茧，即胼胝，多是劳动中逐渐形成的。也是手掌部皮肤对劳动中局部摩擦所形成的一种保护性反应。因此，一般来说，手上打满了老茧，是有利于劳动的，不必太在意，但如果老茧形成太厚，对触摸物体则有影响。正确处理办法是：先将手在温水中浸泡，使其软化，然后用清洁快刀片一层层地削剪，一次不宜削的过深以免损伤健康组织，若有出血，可用75%酒精消毒后，涂上红药水包扎即可。

九、手的化妆

手的化妆包括皮肤与指甲两个部分。选择皮肤化妆品，一方面要真正起到作用，另一方面还要适合自己的具体情况。首先判定自己的皮肤是属于干性、油性、还是中性，干性皮肤宜用油基化妆品，油性皮肤宜用水基化妆品，一般皮肤适用淡油基化妆品，若皮肤有病则不宜化妆。无论用何种化妆品，都应用温热水洗净皮肤上各种各样的灰尘，使之柔软富有弹性然后再用护肤品。

许多妇女喜欢在指甲上涂上光亮的指甲油形成很好的保护层，也使双手增色添辉，形成优雅的外表。指甲油应在指甲清洁整齐之后，先施一到两层透明指甲油，然后再按自己的喜爱，与肤色、衣着相配着手。若有条件可先涂底甲油，也可以加涂护甲膏，然后再加有色指甲油。所有的涂油均应自甲中央两侧及上下涂开涂匀，十指要均匀。

白天到机关上班，最好用宁静、柔和色调的指甲油。涂上非常鲜艳或过于黯淡、稀奇古怪颜色的指甲油去干公务，引人注目，是不适当的。若去疗养、休息、吃饭馆、上舞场，则可以大胆使用色彩鲜艳的指甲油。

鉴于指甲油内含有一种使指甲薄层变脆折裂的物质，故不宜经常使用它，也不宜涂后很长时间不更换，大约1周左右要清理更换一次，使其有休息的间隙。更不能把丙酮涂在指甲上，丙酮会使指甲变得更加干燥。

手代表着一个人的身心健康，有一双健美柔润的双手无疑给我们增色添辉，同时手也是我们心身健康状况的真实记录者，通过手的按摩，手的锻炼，手的护卫，使它更好地为我们防病治病。

精心地照料自己的双手，说明您是一个爱整洁的人，与此相反，一个不修边幅，咬指甲，穿脏衣服的人，正说明他的文化卫生水平低下，哲人说："是否成为干练的人，只要看他的那双手。"此话不假。